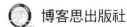

博客思出版社

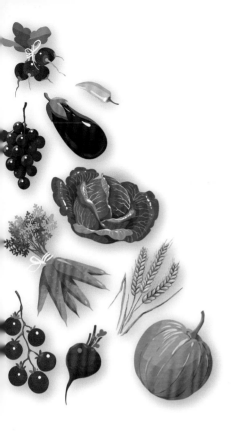

藥膳同源全素食

──超越長壽維他命！

董發祥　著

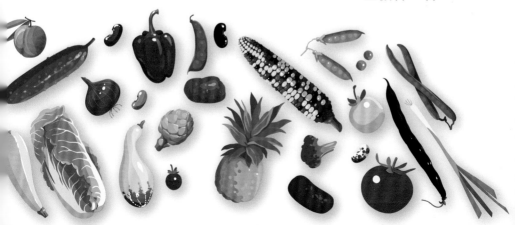

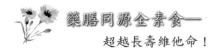
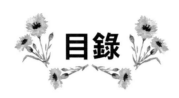

目錄

第二部分 認識癌細胞

第一章 認識一般細胞的幾個重要特性

第二章 認清我們人類癌症實際出現、擴散以及引起重視與研究解決辦法的過程

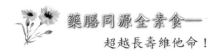
第七章 認透眾多癌症病患花大把銀子投醫後又不免一死者，給我的啟發與開導

第三部分 近百年飲食疾病相關事件參考年表

編後語

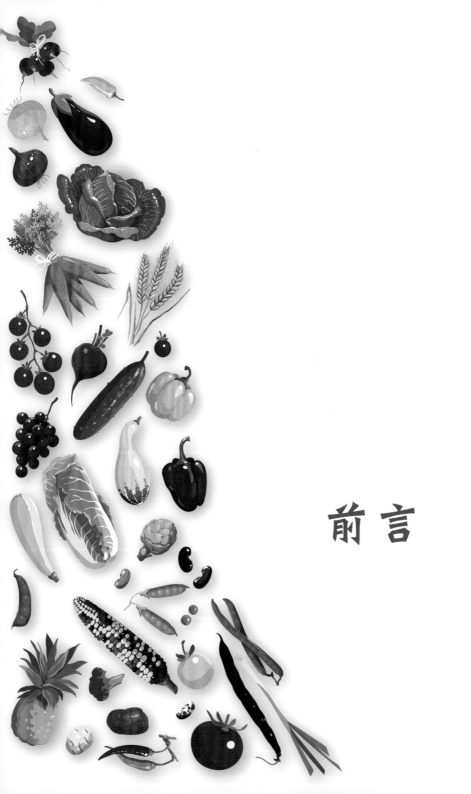

前 言

來自生產者的饋贈

本書編寫動機是因編者發現,至親好友中多人罹癌後,非但堅持經歷癌症醫學奪錢奪命三招「手術、化療、放療」全部療程外,還會牢記他們所謂的專業指示:「無論任何時間,如果覺得自己身體有無力感時,吃些肉品補充一下,就會好」。此後,他們就在編者以世界級多數科研專業人員研究肉食致癌與素食抗癌的真相,予以勸阻時,總是屢勸不聽。尤有甚者,竟在癌症復發再次醫好後,還會照樣吃些動物性的肉食,甚至更會天天吃,頓頓吃。後來在幾經自我檢討後才警覺到,他們之所以不聽勸告,應該是我本人始終未能提出任何真憑實據的有力說詞,讓他們能真正認識到癌症病的真實面貌所致。於是立即於去(2018)年八月份,著手進行編寫這本書。另在編寫的過程中編者也體會到,人類日常的食物必須是營養與能量兼備共存,而這種食物在我們地球上只有一種,那就是在我們

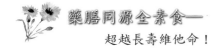
大自然中被稱為「食物生產者」的「綠色植物」，
利用其本身特有的光合作用，把太陽的光能轉變成
我們人類生命中所必需的化學能，再結合取自土壤
與大氣中其他眾多相關物質後，所生產出來唯一具
有生物能量的「藥膳同源純植物性全素食」，並配
合最近澳洲專家自蔬果中發現長壽維他命的壯舉，
隨即以「藥膳同源全素食超越長壽維他命！」為名
出版此書，也深信此一書名必能吸引大多數讀者的
閱讀，了解並相信我們中醫自古以來，所推崇「藥
膳同源」的純植物性全素食，就是我們人類唯一能
抗癌，健身，延年益壽，並具有真正生物能量的天
然食物，而且在採行此一全素食飲食與正確的飲食
習慣後，就能獲得無病痛的健康生活品質。

　　本書為力求簡單與明瞭，特分為以下三個部分；

第一部分 為「重點介紹」，這部分等於是本書的
　　　　　濃縮版，雖然是以重點說明串連而成，
　　　　　但最後的兩項重點說明卻能帶出整部分
　　　　　的連貫性。毫無疑問，這也應該是相當
　　　　　易讀易懂的部分。

第二部分 為「認識癌細胞」，是本書的主體部分，
　　　　　係從認識一般細胞開始，經由近百年來
　　　　　人類癌症在世界歷史上的出現、擴散、

惡化以及引起相關人士的重視與研究，到最後提出相關解決辦法等……，皆以章、節分述。這部分可能比較難懂，尤其是描述肉食動物細胞基因性狀遺傳的那一部分，不過它們肉食動物本身之間，代代相互追捕、殘殺、吞食以及遺傳的關係本來就是那麼複雜。建議您先瞭解本書第一部分，重點介紹中的第 04 項，也就是：您知道為什麼「肉食的能量低嗎？」之後，您大概就可以弄明白了。

第三部分 係「近百年來飲食與疾病相關歷史事件簡易參考年表」，其中含有長期以來維他命的逐一發現、名稱變遷的過程、各種維他命與抗生素的功用、自由基與其作用的發現、各種有害油品的出現與啟用，以及被拋棄的經過。許多其他作家與機構對素食的推薦、反油脂運動，各種飲食指導與飲食金字塔出現，以及近代多項飲食演變與爭辯事件，對有心探索，了解真正身心健康主要根源的讀者，應該頗具參考價值。

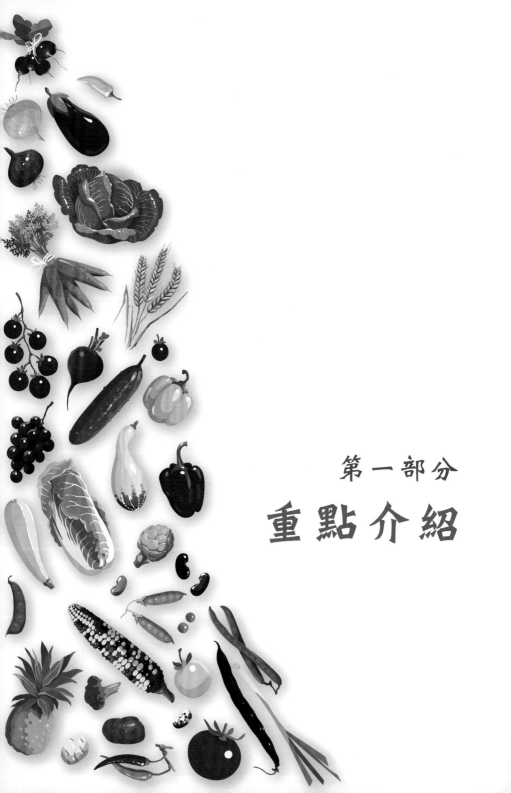

第一部分

重點介紹

01、您知道為什麼説認識癌細胞才不怕癌症嗎？

　　因為專家説過，每天攻擊並造成我們每個細胞被癌化為癌細胞的自由基，90% 以上是來自每個細胞內部的粒線體。又指出，這 90% 以上的自由基數量約有 1 兆以上，而且這些自由基攻擊自己細胞膜與基因造成細胞癌化為癌細胞的次數，每天都在 10 萬次以上。也就是説，這些自由基每天攻擊，並把自己細胞癌化成癌細胞的狀況，幾乎是每分每秒鐘都在發生的事，然而我們的細胞都能立即運用自己先天的抗癌功能，與內部早已製備的抗氧化酵素，以及我們平時攝取全素食中所釋放出來諸多的抗氧化物質等，予以修復還原。細胞內這些每秒鐘被癌化又每秒鐘被修復還原的狀況，不就表明了，癌症的發生在我們體內每個細胞裡根本就是一件稀鬆平常的事，根本沒有什麼可怕了嗎？

02、您知道我們身體的每一個細胞實際上都是些癌細胞嗎？

　　這是因為我們身體裡每一個細胞，在分裂發展

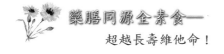
成為一個完全成熟的正常細胞那一秒開始，它就必須真槍實彈的去面對自己內部眾多粒線體每天所製造出約一兆個自由基的挑戰。也就是説，我們每一個細胞內部，每天「分分秒秒」都在持續不斷進行著「被自由基攻擊癌化成癌細胞」，又「分分秒秒」都在持續不斷進行著「自我修復為正常健康細胞」的狀態中。因此我們可以說，所謂的健康細胞，事實上「分分秒秒」都是些癌細胞，也「分分秒秒」都是些健康細胞。簡單來説，我們全身所有的健康細胞同時也全是些癌細胞。

03、您知道為什麼説「素食的能量高」嗎？

那是因為綠色植物，是大自然生物界唯一的食物「生產者」，也只有食物的「生產者」才有能力運用其特有的光合作用，吸收太陽的輻射能轉變為化學能貯藏食物中，並能配合把大地土壤中被稱為地氣的自由電子（即負離子），以及土壤與大氣裡所含的各種相關礦物質，無機物等全部結合起來，為自己與包括人類在內的各種動物，製造生產出具有化學能量與最高抗氧化物質的全素食食物。這些食物，除了具有可以維持各種動物組織器官運作的生物能量外，還會具有一些含大量抗氧化物質的基本營養素，分別有醣類、脂肪酸（主要是各種動

物用來製造自己體內組織與內臟等所需動物性脂肪的原料）、胺基酸（主要是各種動物用來製造自己身體所需動物性蛋白質的原料），以及其他各種動物身體也都需要的維生素、礦物質、微量元素、各種營養物質與營養素等……。而且這些食物，除了極少部分被綠色植物自己本身所消耗以外，絕大部分最後都會被食物生產者儲存到自己的根、莖、葉、花、果以及種子的細胞裡作為備用能量。由於這些綠色植物，即自然界食物的生產者全身每個細胞裡所儲存的，全是些具有高化學能與抗氧化酵素的食物，所以當我們攝取這些食物以維持自己的生命時，這些食物中的化學能在體內藉著內在酵素引起各種化學變化所釋放出來的能量，才是促成我們每天不停呼吸、持續成長，維持體溫，保持鹼性體質並有力量工作、跑步、讀、寫、吃、喝、睡……等。這也是我說素食能量高的原因。

04、您知道為什麼說「肉食的能量低」嗎？

　　那是因為所有「有頭有腦」的動物跟我們人類一樣，本身根本就不是食物的生產者而是消費者，所以不會生產，也不會儲存大量自己所需要具有生物能量的食物，並且因為這些動物大腦神經細胞的唯一能量來源，已經先天就被限制在葡萄糖

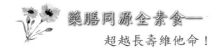

裡，而且這些葡萄糖又需要這些動物把它攝取到
體內那些植物性營素中的醣類，先轉化為「糖原」
（即 glycogen 又稱肝糖或動物澱粉），才能絕大
部分被儲存在肝臟細胞與肌肉細胞中作為備用能
量。更不幸的是，這些備用能量在它們體內的儲量
並不多。以我們同屬動物類的人類來說，平時體內
糖原的總儲存量約有 200-500 公克，若不能定時
從外界攝入醣類，這些糖原就會在 18 小時內完全
被消耗殆盡。肝臟內也只能儲存 60 到 90 公克的
糖原，這些肝臟糖原通常在 10 至 12 個小時也會
被耗盡。至於一般動物體內肌肉細胞中所儲存的
糖原，則因為在它們被屠宰或死亡時，都會自動完
全被分解掉，因此被屠宰死亡後的動物，全身肌
肉細胞裡非但毫無生物能量，而且所剩下的飽和
性油質與蛋白質在被人類吃到肚子裡消化吸收時，
除了消耗我們人體原有的生物能量外，還會產生一
些對我們身體有害的負能量，這就是一些所謂的過
氧化物質，也就是自由基，而且據柯林‧坎貝爾博
士指出，肉類蛋白質在人體內容易造成需求過量，
過量的肉類蛋白質就容易啟動細胞癌化的機制。
由於這些原因，所以我們才說「肉食的能量低」，
而且這一說法也許只能勉強適用在海鮮肉品上，因
為各種海鮮肉的脂肪中所含的是不飽和脂肪。但要

知道，不管我們吃的是素食或肉食，我們都是在吃它們的細胞，而細胞裡都必定含有每個動、植物本身的細胞與基因，這些基因又必定攜帶有各種動、植物本身優劣性狀的遺傳信息，這些性狀的遺傳信息對我們人來說，必然會對我們每個人本身的遺傳性狀產生一些優、劣的影響。根據專家的說法，動物細胞係由植物細胞直接演變進化而來，因此我們人類細胞中所含的基因遺傳信息，原本就已經攜帶了植物本身原有的優質性狀，所以當我們吃素食時，其細胞中帶有生物能量的基因遺傳信息，所攜帶純植物本身的性狀，對我們人類本身性狀的影響來說，絕對是正面的，而且它所帶的正能量，還會修正或關閉一些我們不良的性狀，並確保能遺傳給我們的下一代。至於肉食中的細胞基因遺傳信息，因為已經成為各各該種動物直接，或間接食用素食細胞基因遺傳信息，經由其本身細胞基因性狀遺傳信息的汙染或交互影響後所形成的，可以說已經成為攜帶該動物本身，具有負能量不良性狀的基因遺傳信息了，這種負能量獸性遺傳信息隨肉食進入人體後，食肉者本身的性狀必然就會受到該動物野蠻性性狀的影響，而偏向於該動物的野蠻獸性的性狀。非但如此，它們帶有負能量的遺傳信息，還會打開我們原先已經關閉的不良性狀

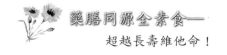
並遺傳給我們的下一代。因此，我們非但要說「肉食的能量低」，還要說「肉食絕對有帶給我們人類負面性狀的可能性」。最後，專家還指出，現在社會上層出不窮的父親殺兒子，兒子殺父親，女兒弒母親，母親弒女兒，兄弟之間，甚至人與人之間的互相砍砍殺殺……等非人性的行為，很難說不是那些肉食的人，受到所吃那些動物細胞基因中，不良野性動物性狀遺傳信息影響的結果。不是嗎？

05、您知道食物與肉的不同嗎？

　　如果說，從大自然進化過程的精心安排來看，不難發現，我們的地球基本上在所謂大爆炸宇宙誕生後，生成基本粒子（能量）時，就開始進入了「非生物界」。接著，這些基本微型粒子先組合成各種元素大、小的不同原子，再由多種元素的原子組合成簡單的有機小分子，直到單細胞生物出現時才開始進入「生物界」。進入生物界之後，首先被安排出現的生命體就是被稱為食物生產者的綠色植物，因為綠色植物是「生物界」裡唯一能藉著本身特有的光合作用，把太陽的「光能」從「非生物界」帶入「生物界」的一種生命體。也就是說，綠色植物是唯一能把「非生物界」太陽的「光能」，轉換成「生物界」各種生命體所不可或缺的「化學能」，

而且還能更進一步，將這些化學能與其本身取自土壤中的負離子、礦物質、微量元素等相關物質，再配合取自大氣中的二氧化碳及其他相關的無機物等，結合在一起，轉製成生物界各種生命體所必需之「高化學能及高抗氧化物質有機食物」的一種生命體，這些具有能量與抗氧化物質的有機食物，除了極少部分由該綠色植物生命體自己消耗外，其餘絕大部分皆以醣類、胺基酸、脂肪酸和其他有機物等的小化學分子形式，儲存在自己的根、莖、葉、花、果以及種子的細胞裡，作為備用的能量有機食物。而實際上在我們生物界裡，包括我們人類在內所有動物，每天只能毫無選擇性，直接或間接，不停地消耗著綠色植物身上活細胞內，所儲存備用的小分子，高化學能量與抗氧化物質的有機食物，並運用其中的化學能，將這些小分子的營養素在體內進行各種化學變化，轉換成各自體內相關肌肉中所需要的大分子蛋白質與脂肪等……。簡而言之，使我們能夠呼吸、血液循環、維持體溫、成長以及有力量工作、跑步、讀書、寫字等等……的能量，就是因為這些食物中所貯存的化學能，藉由相關酵素引起各種化學變化而釋放出來的。

　　如果我們不吃自然界食物生產者為我們所有生

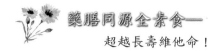
命體安排製造，具有高化學能量與抗氧化物質的小
分子食物，而去吃其他各種動物身體上大分子的肉
時，要知道那些肉必定跟我們人類身上的肉一樣，
全是其他動物直接或間接消耗綠色植物身上活性
細胞中，所儲存具有能量與抗氧化物質有機食物內
的小分子營養素與化學能，轉製而成。更由於各種
動物跟我們人一樣，本身既不會生產，也不會大量
儲存任何備用的高能量有機食物。就算原來身體
肌肉細胞內儲存有極少的備用能量（即糖原），這
些能量也會在該動物被屠殺後，全部自動分解掉。
至於每個細胞內部大量粒線體分秒不停所製造的
諸多能量，也只能供應每個細胞在內部運用，所以
在我們吃到那些動物屍體的肉時，它們的細胞裡，
已經毫無任何能量與先前所吃的小分子營養素了。
非但如此，當我們把那些既無能量，又幾乎沒有
任何營養價值的肉吃到肚子裡之後，還會需要我們
身體耗費內部的相關化學能量與酵素，在胃腸中將
它們的肉分解還原成，近似於綠色植物所製造儲
存的高能量有機食物一樣，即小分子的營養素型
態之後，我們人體才有可能會把它們送到小腸裡，
被再次吸收並轉送到體內，最後再次被轉化為相關
部位肌肉中所需要的大分子蛋白質與脂肪等……。
更不幸的是，當我們胃腸，再度運用自身能量將那

些肉中的大分子蛋白質與脂肪等……，消化分解成小分子吸收到體內時，還會附帶釋放出一些相當數量的負能量，也就是會引起我們細胞慢性發炎，導致癌症、心血管疾病、或老化、甚至死亡的自由基（請參閱第二部分第四章第二節中的第 2 項說明），來危害我們身體的健康。鑒於食物與肉分別會造成各種各樣的不同狀況，有人就有感而發，認為綠色植物光合作用的進行，對空氣中二氧化碳及氧氣的平衡也極為重要，因此也可以說，若是沒有綠色植物的光合作用，宇宙間恐怕就不會有任何生物的存在。也有人認為，包括我們人類在內，地球上所有生命體的食物，基本上全是來自綠色植物光合作用所製造，具有化學能量的有機食物，如果沒有這些能量有機食物，這個地球上根本就不會有人類，也不會有其他生命體，更不會有所謂「生物界」的存在了。由此可見，純植物性全素食提供給我們的不只是最完整的能量營養素，應該還有好的空氣，而動物性的肉卻只能給我們的肚子提供一段時間的飽足感，和一些危害我們身體健康的自由基。

06、坎貝爾博士對全素食的看法

被世人譽為營養界愛因斯坦的坎貝爾博士，在

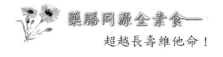
他四、五十年的科學實驗與研究中已經做到了，用動物性蛋白質來開啟癌症的發展，以及用植物性蛋白質取代動物蛋白質來關閉癌症的發展，最後更通過廣泛的研究證實：不含任何動物成分的飲食，最有益於我們人體真正的健康。

07、專家建議我們吃動物性肉食為零的全素食

那是因為他們發現：每天攻擊造並造成我們每個細胞癌化成為癌細胞的自由基，90% 以上是來自我們每個細胞內部的粒線體。

i. 專家也指出每個細胞內的粒線體，每天產生這 90% 以上自由基數量約有 1 兆個，

ii. 而且這 1 兆個自由基，每天攻擊自己的細胞膜與基因可能造成細胞發炎，形成細胞癌化成為癌細胞的次數，都在 10 萬次以上。

① 如果仔細推算一下（100,000/24/60/60 = 1.16 次 / 每秒），我們細胞內部這些自由基每天攻擊，並把自己癌化成癌細胞的狀況，幾乎是每秒鐘內都會發生一次以上，

②只是細胞內部這些每秒鐘一次以上被癌化為癌細胞的狀況，也都能立即被我們的智慧性細胞運用

A. 自己所製造儲存的抗氧化酵素「超氧化物歧化酶」（簡稱 SOD），

B. 自己所具有的自我修復、自我癒合的功能，以及

C. 我們所攝取的全素食中所釋放出來眾多的抗氧化物質（即負離子）等，予以自我修復與還原為正常健康細胞。

③我們細胞內部這種每秒至少一次以上被攻擊癌化為癌細胞，又每秒至少一次以上被立即修復還原為正常細胞的狀況，雖然沒有造成任何癌症病變的問題，但卻造成了我們每個細胞內部，陷入在一個「每天都必須分秒不停，持續不斷被自己內部約 1 兆個自由基任意攻擊並癌化成為癌細胞，同時又必須分秒不停，持續不斷自我抗癌，自我癒合與自我修復還原成為正常健康細胞」的極度忙碌狀態中。

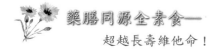

④ 我們細胞內部平時這種極度無聲無息忙碌的情況，說明了一個重要事實：就是我們每個智慧性細胞，對自己內部這些約 1 兆個自由基的數量，都能以自身的自我修復與自我癒合的功能，以及內部原有的抗氧化物質，尚能控制自如。

iii. 如果細胞內自由基的數量超過了 90%，這些超過部分的自由基就必然是我們平時由吃、喝、呼吸以及接觸到各種其他不好物質或因素在體內所產生的，專家們稱之為我們體內的額外自由基。

① 這些額外的自由基，也就是專家所說，在我們體內會引起細胞癌化造成真正癌症病變的那些自由基。

② 也因此，才會有專家勸告我們說，平時就要注意，儘可能避開任何肉食，採取含動物性肉食量為零的純植物性全素食，因為只有這樣的全素食在體內所釋放出來的大量負離子，才可以讓我們徹底避免攝入一些不必要額外的自由基累積在體內，因為這些自由基最終必然會啟動我們體內的癌化機制，而引發出真

正的癌細胞。

③英國一位女科學家簡·普蘭特女士（Jane Plant）就是個很好的例子。她50歲時患乳腺癌，開始吃全素，十年間五次復發，最後一次是脖子上半顆蛋大的硬塊腫瘤，醫生也已宣告她只有數月生命。就在這個時候，她重新檢討並戒掉每天必吃，自以為有益無害的營養品，兩瓶優酪乳。意外的是，脖子上的癌腫瘤在數週之後就奇蹟般的完全消失了。

08、肉食分量為零的純植物性全素食的正確吃法

　　肉食分量為零的純植物性全素食的正確吃法，是「以生吃蔬果，芽菜類…等為重點，可以多吃，並以均衡廣泛，少量多樣攝取未精製的全穀類、豆類、根莖類、堅果種子類、蕈菇類、藻類等全植物性有機食物為中心，每天能均衡吃到三、四十種以上蔬果穀類的飲食方式為最佳」，還要記住「熟食不如生吃」與「汆燙不如水蒸」。

09、您知道我們的身體一般是怎麼抗癌的嗎？

　　就是讓我們身體的細胞，拿我們吃進肚子裡純植物性全素食中，所釋放出來大量的負離子給自由

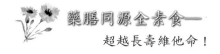
基就可以了。對，就這麼簡單，因為我們一般稱自由基「攻擊」細胞膜或基因，其實就是自由基碰到細胞膜與基因時，立即從它們身上搶走一個電子（負離子）而已。

10、根據 1960 年代以後部分世界級相關專家的實驗與研究發現：

我們每個人的健康，都直接跟我們體內負離子與自由基兩者比例相互增減的數量有關。他們都一致認為，不管我們目前健康狀況有多糟，甚至已經到了癌症末期，都無所謂。因為，只要我們能夠立即堅定不移按照他們的建議，藉由完全捨棄會在體內產生大量自由基又昂貴的各種肉品，並開始只攝取會在體內產生大量負離子，又花費低廉的純植物性全素食，儘量提高並保持我們體內負離子高比例的數量，一直堅持下去，我們很快就會享受到應有的最佳健康狀況。懷疑嗎？為甚麼不試試看？反正只會省下些買肉錢，您絕對不會有任何其他損失。

11、近百年來人類癌症的出現與演變的歷史實況

以下就是依美國與世界歷史中相關史料與事實，整理出來的簡要實際流程：

（01）首先在上個世紀初肉食流行前後，即可發現人類疾病實際上可概括分為兩類：

i. 一類是我們身體細胞遭受到外來病菌或病毒感染，形成「細胞急性發炎」，所引起的「急性傳染病」，如天花、白喉、流感、肺炎、肺結核、非典 Sars 等等……。

ii. 另一類則是我們身體的細胞膜或基因，遭受到體內過多額外自由基攻擊後，形成「細胞慢性發炎」，所引起的「長期慢性病」，如高血壓、癌症、糖尿病、高血脂症、心腦血管疾病等等……。

（02）其次還可以發現：

i. 「急性傳染病」是早已存在的傳統性疾病，也是二十世紀初美國病史上所謂的年度重大死亡疾病。

ii. 「長期慢性病」則是 1914 年兩位美國人，奧斯本（Osborn）與曼德爾（Mendel），以動物與植物兩種蛋白質餵食兩組小白鼠作實驗所引發。

（03）1914 年在兩位美國人開始實驗時，很

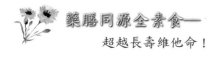
快就發現肉食組白鼠長得快又壯，便迫不急待立即公開發表肉食優於素食，並且也立即受到了社會大眾、相關企業，與政府相關部門的重視與支持，

（04）1915 年度開始時，美國政府與相關企業，立即砸下巨額金錢透過全國教育系統等各種管道，向社會大眾大肆洗腦，宣傳肉食是促進人類身體成長的最佳食物。

（05）1920 年代，在經過 1915 年以後五年來積極的宣傳與洗腦後，此時肉食已經在美國社會中造成了瘋狂大流行。從此以後人類各種「長期慢性病」才逐漸出現。

（06）1920~1940 年代，在這 20 年期間，是傳統性「急性傳染病」與新型「長期慢性病」，兩者同時並存的狀態。

（07）1940 年代，

i. 由於在 1940 至 1950 年間，各種抗生素陸續被發現，導致傳統的「急性傳染病」，在 1950 年逐漸受到了控制。

ii. 在此同一時期，另有一些專家針對 1914 年實驗所做的後續性實驗裡，發現了在 1914 年當時的實驗中；

①肉食組白鼠所吃的肉、蛋、奶中,都有
　很完整的動物性蛋白質,

②但在素食組白鼠所吃的米、麥、玉米等
　全是些精緻的澱粉,毫無植物性蛋白質
　的成分。

③此次實驗證明了 1914 年的實驗是個大
　烏龍,但卻造成了禍延子孫百年以上的
　飲食悲劇。

(08) 1950 年代,各種「長期慢性病」已經
完全取代了傳統的「急性傳染病」,而成為美國的
年度重大死亡疾病。

(09) 1952 年,相關專家針對 1940 年實驗
中發現 1914 年錯用精緻澱粉當植物蛋白後,改採
動物與植物兩種正確蛋白質,所做的後續性的實驗
中,又發現 1914 年實驗中;

i. 原來肉食組長得又快又壯的白鼠,比素食
　組白鼠提早罹患癌症、惡性腫瘤、糖尿病、
　腎炎等……「長期慢性病」,

ii. 再持續長時間追蹤實驗的最後結果,更發
　現肉食組白鼠非但生長得快,也病得快、
　老得快與死得快。

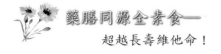
iii. 最後，這些專家都一致奉勸所有的一般社會大眾，為了自身的健康最好還是採取純植物性全素食。這是 1914 年以來科研專家對純植物性全素食的首次推崇。

（10）1960 年代，「長期慢性病」的持續發展導致政府醫療經費持續擴大，並嚴重威脅到國家財政支出後，才引起各方人士對慢性病與飲食關係的重視與研究。

（11）1968 年 7 月 30 日，美國參議院通過法案成立「參議院國民營養問題特別委員會」，由參議員麥高文擔任主席，進行「飲食與健康」的官方調查與研究。

（12）1977 年，麥高文提出了一本長達 5000 餘頁，震驚全美及國際醫藥、營養學界，最具轟動性的《麥高文報告》。這個報告的重點，都在呼籲美國人要放棄「五高飲食」，同時也推薦「五低飲食」，以保證美國國民改善疾病、保持健康、長命百歲。甚至委員會還喊出下述口號要：「美國國民，回到二十世紀初（即 1914 年前以素食為主）的飲食生活吧！」

（13）1994 年有科研人員從醣類中的蕈菇類、

樹汁、樹膠或樹脂、種子、核果與海藻類，甚至五穀雜糧與蔬菜、水果裡，發現八種能促進細胞間溝通協調，緊繫每個細胞在疾病預防與健康維護工作，以及提升免疫系統的醣質營養素。

（14）2009 年相關科學研究對全素食的肯定：

i. 我國陽明大學研究團隊究證實，老鼠食用綠茶、葡萄皮等天然植物萃取的抗氧化劑，能促進我們長壽基因活化，明顯可減緩人的老化速度。

ii. 2009 年度榮獲諾貝爾醫學獎 3 位美國科學家，發現多吃未經加工的蔬菜、水果及豆類等，並從事一些輕微運動或打坐等，即可重新啟動端粒酶保護染色體末段「端粒」，不受染色體分裂後縮短影響，而使細胞「返老還童」繼續不斷的分裂下去，以延緩人的老化。

iii. 我國中央大學國際研究團隊，進行的雙胞胎基因研究，已於 2009 年 12 月證實，後天生活習慣能改變基因體上的甲基化，並傳給下一代。

①此一研究説明了基因並非天生不變，而

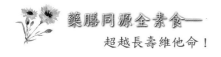
是後天可以改變的事實,

②也證實了像抽菸酗酒、攝取過多動物脂肪與熱量、壓力過大等皆不利於健康基因甲基化的正向發展,會造成健康的惡果傳給下一代;

③更證實了像維他命 B 群、葉酸、綠色蔬菜,如菠菜、洋蔥、甜菜、大蒜、柳橙等,以及運動、飲食、規律性生活習慣等,皆有利於健康基因甲基化的正向發展,可以導正前不好的甲基化,修正壞基因並傳給下一代。

(15) 2018 年澳洲科學研究已證實,他們從水果和蔬菜中研發出了一種名為「煙醯胺單核苷酸（NMN）」的新型維他命,據稱是目前所發現最安全,也最有效的抗老化維他命,不僅可以對付神經退化性疾病和糖尿病等超過 20 種當今醫學主攻的老年疑難雜症,更是能夠對抗癌症,能幫助修復因衰老與輻射而受損的 DNA,以及修復體內各種受損物質,從而延緩衰老,促進人類健康,並可延長人類壽命。

(16) 總結這段百年來史實給我們的警惕重點

如下：

i. 我們的疾病，不管是受到病毒或病菌感染，引起細胞急性發炎所導致的傳統「急性傳染病」，或是受到自由基攻擊細胞膜或基因，引起細胞慢性發炎所導致的「長期慢性病」，兩者都是細胞發炎之後所產生的。

ii. 因此不管是「急性傳染病」或「長期慢性病」，都可以用我們中醫自古以來所推崇，「藥膳同源」純植物性全素食中所釋放出來的抗發炎，抗氧化，抗腫瘤，抗癌以及抗老化等物質（或稱負離子），予以消除。

iii. 非但如此，2018 年澳洲科學的研究，更證明了「藥膳同源」純植物性全素食對人類所有的疾病都具有相當功效外，還可以修復癌症醫學放療與化療對身體所造成的眾多傷害，以及修復因輻射而受損的 DNA 等，讓生命延長。

iv. 這裡所謂的純植物性全素食，就是營養學界愛因斯坦，坎貝爾博士與日裔美籍胃腸醫師，新谷弘實博士兩人所指「肉食分量為零」的純植物性全素食。

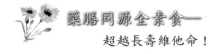
v. 這些全素食非但能完全消除所有我們用肉食所吃出來的癌症等各種疾病，而且還有一些養顏、美容、凍齡的功能與作用。

12、看到這裡您可能已警覺到我們祖先的藥膳同源之說所言不假

以上所有重點說明，全是些歷史事實真相。而且像我們所有的癌症等各種疾病，一般說來，都是細胞急性或慢性發炎所引起的，因此也只有動物性肉食分量為零，並帶有生物能量的純植物性全素食，既可對抗又可預防這些疾病，還能促使你身體的自然健康，非但讓您體態適中，更會有一些提振精神、增強記憶力、提高生育力、返老還童以及延長壽命的功能。繼續讀下去，您更會發現書中不斷提到，我們中國古聖先賢自古所留傳下來的「藥膳同源」之說，真的是所言不假。

Note

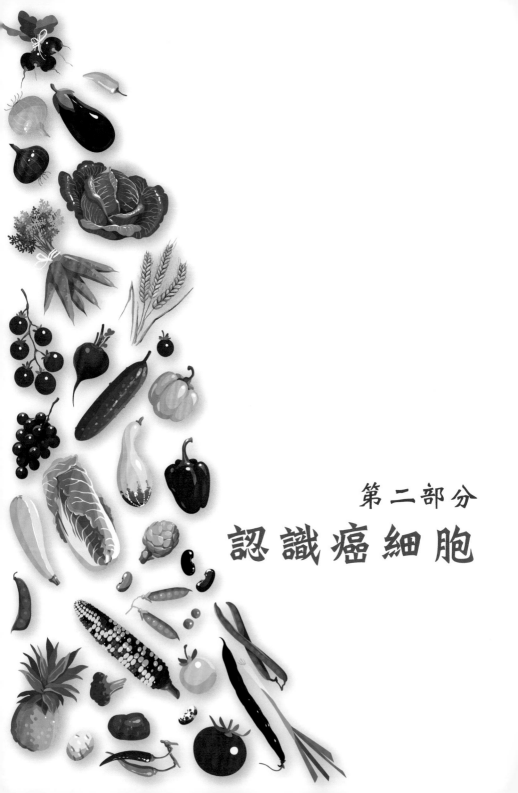

第二部分
認識癌細胞

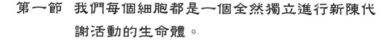

第一章 認識一般細胞的重要特性

第一節 我們每個細胞都是一個全然獨立進行新陳代謝活動的生命體。

1、歷史上著名的生物生理學家亞歷克西・卡雷爾博士（法語：Alexis Carrel，1873 年 6 月 28 日~1944 年 11 月 5 日），曾經在 1912 年因為對於血管以及器官移植的研究，獲得諾貝爾生理學或醫學獎。卡雷爾博士曾於 1912 年 1 月進行一項三段式不老不死雞的實驗：

i. 第一段實驗是從正在孵化的雞蛋胚胎中取出一片心臟細胞，置入幾乎接近雞身血液成分的細胞群培養液中，沒多久這片心臟細胞就因缺乏養分而停止跳動。

ii. 第二段試驗時，就定時補充含有礦物質及營養素的培養液，結果活了幾個月，這些細胞受到自己排出的老舊廢物影響，產生變化，無法新陳代謝，最終衰老而死。

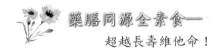
iii. 第三段試驗時，卡雷爾博士就在培養液細胞的代謝過程中，先排去老舊廢物，再定時補充或更新營養液，這片雞心臟細胞便能不斷分裂增生，維持在永遠活躍的狀態中，只需要在增生過大時，將其修剪回原來大小後繼續培養，於是這片雞心臟細胞便在嚴密控管的實驗室裡培養了長達 34 年，比一般雞的壽命（約 3~5 年）長了 7~8 倍之多。在實驗的第 32 年時，Dr. Alexis Carrel 去世了，再經過 2 年，接棒的實驗人員也厭倦了，決定中止這項實驗，不再轉移到新鮮培養皿，於是這片雞心臟細胞才正式宣告死亡。

iv. 有鑑於此，卡雷爾博士在過世前就曾大膽推論，細胞是不會死的，只是細胞所棲息的液體退化了。並堅信只要能：

①定期提供細胞所必需的「養分」，

②適時更新或復原細胞所棲息的液體，

③細胞生命的脈動就會永遠繼續下去。

2、這個實驗很顯然是在告訴我們，對於我們一般人來說；

i. 只要我們能持續規律飲食,「吃對食物」, 讓我們體內的每個細胞都能夠持續不斷獲 得正確的「養分與能量」,我們每個智慧 性細胞才會時時刻刻保持著強大的生命能 量,進而充分發揮自己的各種功能。

ii. 在每個細胞各種功能可以充分發揮之下, 我們全身的智慧性細胞就會適時把自己的 廢棄物排到體液中,接著我們各種代謝系 統中的智慧性細胞也會繼續把這些廢棄物 清除到體外,避免體液的酸化進而影響他 們自身的老化與死亡。

iii. 接下來,我們細胞生命的機制就會自然而 然地永遠持續發揮下去。

iv. 以上三點,實際上,只要我們能夠確實做 到第一點的「吃對食物」,讓細胞可以獲 得正確的「養分與能量」就可以了。

v. 說到「吃對食物」讓細胞可以獲得正確的 「養分與能量」,我們就必須先瞭解「對 的食物」及「養分與能量」對我們人類最 根本意義是甚麼?關於這一點,有關專家 就告訴我們,那就是「對的食物」中,必

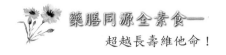
須可以提供我們體內健康細胞生存活動時，所必須的「營養素與生物能量」。在這個認知之下，

①我們就必須要時時刻刻警惕自己，為了自己的健康，吃得對往往比吃得好更重要。

②而且只有「吃對食物」時，才可以讓每個細胞在獲得營養素的同時，也能獲得營養素中所提供給它們的最大量的「生物能量」。

③這些「生物能量」就是會讓我們每個細胞都有能力，把自己的健康狀況與各種功能永續維持下去的力量，

④最後，當然我們人的壽命才會因此而獲得持續的延長。

vi. 所謂「生物能量」，我們也可以從現代量子力學理論說起。量子力學認為包括我們人類身體在內的宇宙萬物全部都是由「原子」所組成，

①而這些「原子」又是由自己內部快速振動的量子所組成。

請參考碳原子構造示意圖

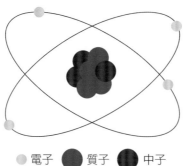

●電子 ●質子 ●中子

②這些「量子」包括有原子核內活動量較低的「質子」、「中子」與在原子核外圍不停遊走，活動量較高的「電子」。

③這些快速振動的量子中又以「電子」最為活躍與不可或缺，

A.因為電子既是創造物質電磁波的唯一主角，

B.同時又是以光子為載體，

C.因此我們可以説，人體都是由光子所組成的（請參考第一部分重點介紹第05項文內對光能的説明）。

D.當然也可以説，人體都是由電子所組成的，

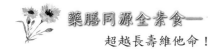
E. 而電子就是帶有負電的負離子，所以

F. 負離子才是我們人體從食物中所要大量獲取的生物能量之一，也可以稱之為我們人體細胞所需的正能量。

G. 至於光子則是一個既有能量又有動量的量子，也是傳遞電磁相互作用的傳播子。

　　a. 對可見光而言，單單一個光子攜帶的能量約為 $4 \times 10\text{-}19$ 焦耳，這樣大小的能量足足可以激發起我們人類眼睛上感光細胞的一個分子，從而引起我們的視覺。

　　b. 因此光子也是我們人體所必需大量獲取的生物能量。只不過從光子先天註定的本質來説，它本身的功能非常奇特，非但自己能創造光和能量，而且自己也是會釋放光和能量的量子，所以我們身體在接受一次之後，完全沒有再從其他方面來獲取光子的必要。

　　3、有關專家也告訴我們説，雖然我們每個細胞都是一個獨立的生命體，但整個身體中所有細胞

之間，也有一個相互聯繫的微妙機制。

i. 據世界著名的生物物理學家，被譽為「生物光子理論之父」的波普博士（Dr. Fritz Albert Popp）在研究所有細胞的結構時，測量到細胞能夠接收和發射出光子，最後也得出了：「細胞都是透過光來相互溝通」的結論，而且同時期的其他科學家的研究也揭示了，我們身體內所有細胞，全是依靠著低頻電磁波的訊號作為媒介，在日以繼夜相互不停地聯繫與溝通著。

ii. 以上波普博士與其他科學家所提到的「光子」與低頻「電磁波」，其實是互為一體的，因為「電磁波」本身就含有「光」、「電」、「磁」三種元素。進一步解釋，則是因為：

①電磁波中的「電子」在從靜態轉入動態運行時，它的載體必定是「光子」。

②而「電子」本身帶有「負電荷」，這個「負電荷」在隨電子藉著光子進入動態運行時，都會產生「電流」。

③有「電流」就會在其四周自然形成一個

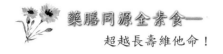

「電場」。

④這個「電場」在隨電子與光子繼續不停
運行時，就會產生出來一個「感應磁
場」。

⑤「感應磁場」繼續隨著電子與光子運行
時，也會產生一個相對的「感應電場」。

⑥最後形成的「感應電場」與「感應磁場」
在任何空間裡繼續隨著電子與光子以光
速不斷進行「交互感應」前進時，就會
形成「波動（或稱波振動）」。

⑦這種「波動」就是我們所謂的「電磁波
（Electromagnetic Waves）」，而電磁
波也可被稱為「波光」。

請參考電磁波形成示意圖

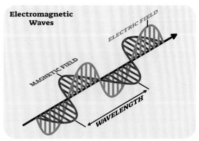

iii. 科學家把宇宙所有電磁波按其特有波頻的
高低順序排列起來，就成了所謂的「全電

磁波譜（即 Spectrum of Electromagnetic Waves）」，一般電磁波譜也可被稱為「光譜」，卻不可稱其為磁譜，因為「磁」是由電子攜帶的負電荷在隨著光子運動時所產生副產品，不是電磁波的要角。

iv. 所謂「低頻電磁波」，就是指在全電磁波譜上左方波頻最低端部分的電磁波。

請參考全電磁波譜圖

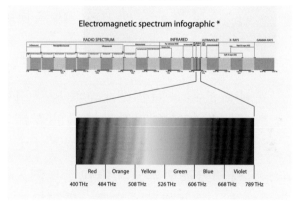

v. 據相關科學的實驗與研究指出，細胞群體的運作需要藉強大「光速」電磁波訊號的指揮，因此我們生命系統的結構雖然極為複雜，但是「光速」電磁的訊號波在細胞內外的微管中，卻可以保持強度暢行全身

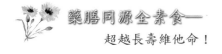
上下，仍舊能夠完全讓細胞在相互溝通上不會發生任何訊息的差錯與障礙。

vi. 這些細胞溝通的「光速」電磁波在體內波光閃閃，縱橫上下快速飛馳，傳遞著各種訊息，使我們整個生命體，形成了一個資訊密集的動態通訊系統。

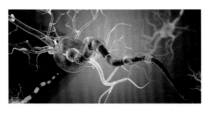

請參考神經元周邊正在形成微管的示意圖

vii. 更神奇的是，這個細胞之間相互溝通的動態通訊系統，在我們母體內的受精卵細胞開始由一分為二之前，就已經自行啟動了。

4、另有部分高級專家，對包括我們人體在內的宇宙萬物中，每個物質「實體」電磁波的持續分析後，更對光子的功能，特別指出：

i. 光子既是宇宙中每個萬物「實體」的基本粒子，本身就攜帶有訊息，這些訊息可簡稱為「光子資訊」。

ii. 而帶有「光子資訊」的每個萬物「實體」可簡稱為「光子資訊場」。簡單的説,我們每個人的身體就是一個「實體」,也就是一個「光子資訊場」。

iii. 如果一個人的「光子資訊場」內的「光子資訊」不能夠與外在大自然宇宙中其它眾多「實體」或「人」的「光子資訊」相互作用,它就不可能把自己的能量以及存在形式等表達給大自然,讓宇宙萬物中其他「實體」或「人」感覺得到他或它的存在,他或它就只能以我們看不見的純「暗物質」形式存在。説白些,就是我們每個人或每個其他生物與無生物的「實體」,都完全無法感覺得到或看得到它或他「實體」的存在。

iv. 因此,每個「實體」本身的「光子資訊」必須不斷自動,主動與大自然宇宙環境中其他「實體」的「光子資訊」以光子能量相互作用,才能將自己本身「實體」的能量,質量等各種狀況向外部大自然表現出來,只有這樣,自己本身「實體」的變化,由出生、到成長、到死亡,以及自己的存

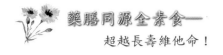
在等等……才會有意義。

v. 這就是在說，任何「實體」，只要它存在，它本身的「光子資訊」就必定會自然而然，持續不斷與環境中其它「實體」的「光子資訊」相互作用著。事實上，它本身「實體」及其各種相關作用力的存在，就是通過本身「光子資訊場」與周遭環境中其他「光子資訊場」，各以自有的「光子資訊」相互作用後才能達成的。

vi. 簡單的說，像你、我、他在一起時，三人本身「光子資訊場」的「光子資訊」就會自然而然持續不斷地相互作用起來。只有這樣相互作用起來，才能讓三人把各自的能量、存在形式、各種相關作用力的存在，以及質量或男、女、老、少的性狀等……各種狀況表達給大自然，才能讓他們三人之間，以及讓其他人或物等看得到，或感覺得到他們三人的存在。

vii. 因此我們可以說，帶有資訊的光子在大自然界，「實體」與「實體」，或「細胞」與「細胞」之間的溝通上，所扮演的角色絕對不只是傳達的速度而已，而且也是在

傳達著訊息的本身。

viii. 如今，大陸科學家已經根據光子的量子特性發展出了一種量子通信技術。這種量子通信又稱量子隱形傳送，是藉光的量子態攜帶資訊的通訊方式，也是利用光的量子糾纏（或稱「量子纏結」）原理實現的一種保密性極高，駭客完全無法入侵的通信過程。這種量子通信可以說是一種全新通信方式，它所傳輸的不再是一般的經典資訊，而是光的量子態所攜帶的量子資訊。這也可以說是未來量子通訊網路的核心要素。

5、另據部分相關專家估計：

i. 我們體內約有 200 種以上的健康細胞。

ii. 我們東方人因個體較小，一般成人體內的細胞總量約有 60 兆。

6、這些專家也肯定：

i. 我們每個人的整個生命體，就是靠著這 60 兆細胞用自己微小的生命體，在日以繼夜，24 小時毫無休止，不停地透過相互溝通、協調、分工、合作、接洽、聯繫等一直在

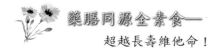
維持著。

ii. 我們每個人在生命中一切繁雜的生命活動，如講話、飲食、呼吸、觀察、學習、思考、創新、發明、聰明、智慧等等……，也都是這 60 兆細胞日夜 24 小時毫無休止地，透過相互溝通、協調、分工、合作、接洽、聯繫等，一直在維持著。

第二節 我們每個細胞都會有的一些相關特點：

1、我們人體全身 60 兆細胞中的每一個細胞，都具有自然免疫力，而且這些自然免疫力也都會自動啟動。

2、我們每個細胞都是一個智慧超高的微小生命個體。也可以說，我們每個細胞先天都具有高度的智慧，而且以人類細胞在先聖先賢，以及國際頂尖科學家與哲學家等身上的表現可知，我們細胞智慧的高度，也絕對會超乎我們人類的想像。

3、根據 1855 年德國著名學者魏爾嘯（Rudolf Virchow，1821~1902）所提出「一切細胞來自細胞」的著名論述，我們可以說人體所有的各種細胞，都是由一個原已存在的「母細胞」所不斷分裂

發展而來。

4、由各種跡象看來，我們不難發現，人的聰明智慧也絕對是我們細胞的傑作。只是我們每個人的聰明程度的不同，這種不同可以説是我們每個人的總體細胞，在我們身體的「內在環境」與「外在環境」中各種不同又複雜條件與狀況下，互相磨擦、碰撞、衝擊、影響與反應後才逐漸形成的。也由此可知，雖然同樣都是由同一個人類母體細胞分裂發展而來，我們大多數人卻是不太聰明者，其實這些不太聰明的現象並不是我們每個人的本質問題，更不是我們細胞的問題。只可以説，如果各種內外環境與時空背景條件絲毫不差，完完全全相同時，平凡的你、我都會有可能成為聖賢或頂尖的科學家等…。當然，在我們「內在環境」與「外在環境」都極其複雜多變的狀況下，這也是極其不可能會發生的事！不是嗎？

5、我們每個細胞裡都會有兩種基因與一些為數不少的粒線體：

i. 兩種基因就是細胞核裡的「核基因」與每個粒線體內部的「粒線體基因」：

①「核基因」是屬於下一代每個人自體性

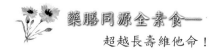
狀的基因，由於它身負我們後一代子孫個人性狀遺傳資訊的重責大任，所以都會被保護在細胞核內，因此我們稱它為「核基因」。

②「粒線體基因」則是每個細胞裡眾多粒線體內部所保有，而且又是必須透過卵細胞持續不斷，代代相傳下去的母系基因。因此，我們可以說，人體內所有各種各樣的細胞，都應該是由一個原已存在的母體卵細胞不斷分裂而來。這也是一些專家能夠沿著母系血緣，向後回溯到我們既往的基因遺傳過程，由孩子回溯到母親，再到外祖母，向遙遠的過去一路追蹤下去，就能夠找到被稱為我們共同的祖先，即「粒線體夏娃」的原因。而且目前科學家已經追尋到的那位，我們現今人類最原始的共同母親，就是曾經生活在十幾萬年以前非洲的一位女性，因此也被稱之為「非洲夏娃」。

ii. 細胞裡的粒線體像豆子一樣，是漂浮在細胞質裡，功能不少，但主要任務是負責細胞內部能量的製造與生產，而且粒線體在

每個細胞裡也都會有一定數量。據部分專家指出：

①粒線體非常微小，小到 10 億個粒線體可以輕輕鬆鬆，被裝進一顆沙粒大小的空間裡。

②在我們身體裡，平均每個細胞中約有 1500 個左右的粒線體。

③越是需要能量的細胞，其內部的粒線體數量也會越多。例如，每一個心臟肌肉細胞裡約有 4000 個；腦神經細胞裡約有 15000 個；卵細胞裡約 20000 個。只有紅血球細胞裡幾乎沒有粒線體，也沒有細胞核。

④我們整個人體內約有一萬兆個粒線體，約占體重的百分之 10。

6、我們每個細胞為了維持我們整個人的飲食、講話、呼吸、觀察、學習、思考、創新、發明等……所有生命活動的時候，都需要能量，這些能量的唯一來源就是細胞裡的粒腺體。

i. 細胞裡每個粒腺體的主要工作，就是持續不斷生產能量給自己日夜不停工作的細胞

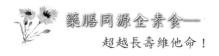

請參考細胞構造示意圖

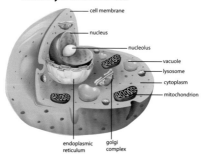

Anatomy of an Animal Cell

cell membrane
nucleus
nucleolus
vacuole
lysosome
cytoplasm
mitochondrion
endoplasmic reticulum
golgi complex

運用，但在粒腺體生產能量的同時，一定都會需要大量的「電子」（即負離子）。

① 因為細胞能量的生產，基本上是由內部每個粒線體拿我們呼吸進體內的「氧分子」，與我們吃進體內高能量素食裡的醣類、脂肪酸與胺基酸3大營養素中蘊藏豐富的「電子」接合，才能順利進行氧化反應合成能量（ATP），並同時形成「水分子」。

② 這也就是當我們從事長時間有氧運動時，全身肌肉收縮所需要的能量，而皮膚所流出的大量汗水正是那些「氧分子」與「電子」的共同反應形成的水分

子。

ii. 細胞粒腺體在製造能量的同時，也會附帶製造出一些自由基。據一些專家估計：

①我們每個細胞裡的粒腺體，每天都會產生約一兆個自由基，這些自由基就是會四處攻擊我們細胞膜與基因，使細胞膜硬化，使細胞基因突變，進而導致整個細胞癌化以及體質酸化的東西。

②我們全身約有 60 兆細胞，每天全身的粒腺體就會產生約 1 兆 x 60 兆等於 60 兆兆個自由基，對一般人來說，這絕對是個天文數字。因此，有些專家就說，我們體內的自由基，90% 以上是來自我們細胞裡的粒腺體。

③每個細胞裡的基因，受到自己內部一兆個自由基攻擊的次數，每天都在 10 萬次以上，這些自由基幾乎是每天都在分秒不停地攻擊著我們的細胞膜與基因。

④據發明快速鑑定化學物質是否會致癌的「艾姆斯氏偵測法」（Ames test）聞名於世的，遺傳毒理學大師—艾姆斯博士

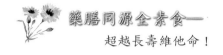

（Dr. Bruce N. Ames, 1928 ～）在分析每個細胞裡的基因時，就發現每天至少都有 105 個被自由基攻擊受傷，可能進而導致癌化的區塊。

⑤ 由每個細胞裡的基因，每天被自己一兆個自由基攻擊 10 萬次以上，以及攻擊後所產生的 105 個癌化區塊就可以證明，細胞本身內部粒線體每天所產生約 1 兆個自由基，確實具有造成自己細胞癌化的可能性。

⑥ 但因我們每個細胞本身都具有自我修復、自我癒合的功能，因此以上這些頻繁攻擊次數及被攻擊癌化的區塊，也都會立即被我們的智慧性細胞自我癒合並自我修復成為正常的健康細胞，所以並不會造成任何癌症疾病的問題。

⑦ 由以上每個細胞經常被癌化，又經常被自我癒合與自我修復為成正常細胞的狀況來看，我們可以說，實際上每個細胞從一旦被分裂發展成熟，成為一個健康活性細胞「那一秒起」，每天都必定會分秒不停，持續不斷被自己內部約 1 兆

個自由基任意攻擊癌化成為癌細胞，同時又必須分秒不停，持續不斷自我抗癌，自我癒合與自我修復成為正常健康細胞的狀態中。

⑧同時也顯示，我們每一個細胞早在發展成熟的那一秒起，實際上就已經具備了先天對抗自由基癌化的功能了。

⑨更可以說，我們全身的每一個細胞，對這 1 兆個自由基仍然可以控制自如，而且另外還會：

A. 運用部分自由基去幫助傳遞能量，像在我們身體時時刻刻從裏到外，進行各種如講話、飲食、呼吸、睡眠、思考、學習、創造、發明等……生命活動時，每一瞬間都在燃燒著能量，而這些負責傳遞能量的搬運工就是自由基。

B. 拿一些自由基去消滅外來的細菌、黴菌、病毒、微生物和寄生蟲等（如 NK 自然殺手細胞）。

C. 偶而還會讓一些自由基去參加排除體內毒素活動等等……。

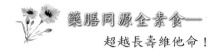

第二章
認清我們人類癌症實際出現、擴散以及引起重視與研究解決辦法的過程

第一節　我們從上個世紀初的美國疾病歷史上可以發現：

1、我們日常的各種疾病，可以概略被分為兩類；

i. 第一類是由病菌或病毒感染造成細胞急性發炎，所引起的「急性傳染病」，如天花、白喉、流感、肺炎、肺結核、非典 Sars 等等……。

ii. 第二類則是被自由基攻擊造成細胞慢性發炎，所引起的「長期慢性病」，如高血壓、癌症、糖尿病、高血脂症、肥胖、心腦血管疾病、關節炎等等……。

2、從同樣這段美國病史上也可以發現：

i. 「急性傳染病」是 1914 年以前早已存在的傳統性疾病，並被當時稱為年度重大死亡疾病。

ii. 但是「長期慢性病」

①則是從 1914 年，由奧斯本 (Osborn) 與曼德爾 (Mendel) 兩位美國人，用動物性蛋白質的肉食與植物性蛋白質的素食，餵食兩組小白鼠做實驗時，很快發現吃肉食的白鼠，發育成長的比較快又壯，並迫不急待向外宣布實驗結果。

②消息被傳開後，也確實立即受到肉、蛋、奶等相關企業以及政府相關部門的重視，並於 1915 年度開始合作，砸下大量金錢，印製全新彩繪美化各種肉食的教課書，透過全國教育系統等各種管道大肆宣傳，

③最後導致各種動物性肉食在 1920 年代的美國社會中造成瘋狂大流行之後，所謂的「長期慢性病」才逐漸顯現出來。

第二節

從 1920 年代肉食大流行之後的最初二十年中，「急性傳染病」與「長期慢性病」，兩類疾病一直保持著同時並存的狀態。

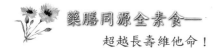
1、直到 1940 年代，各種抗生素陸續被發現，急性傳染病開始逐漸被控制下去後，

2、長期慢性病才能在 1950 年代逐漸攀升，最後竟然完全取代了急性傳染病成為美國的年度重大死亡疾病。

3、持續到 1960 年代，長期慢性病更進一步造成了美國政府的醫療經費持續擴大並嚴重威脅到國家財政支出後，才引起了各方人士的重視與研究。

4、美國政府也因此才會於 1968 年 7 月 30 日，在參議院通過法案成立「參議院國民營養問題特別委員會」，由參議員麥高文擔任主席，從事有關「飲食與健康」的調查與研究，而

5、麥高文也在將近十年後的 1977 年，提出了一本厚達 5000 餘頁轟動性的《麥高文報告》。報告重點都在呼籲美國人要放棄「五高飲食」：

i. 高卡路里。

ii. 高蛋白質。

iii. 高脂肪。

iv. 高糖量。

v. 高精緻化。

報告中也強力推廣「五低飲食」，以保證讓美國國民改善疾病、保持建康、長命百歲：

i. 低卡路里。

ii. 低蛋白質。

iii. 低脂肪。

iv. 低糖量。

v. 低加工的飲食生活。

當時美國參議院營養問題特別委員會還喊出下述口號，即：「美國國民，回到二十世紀初（編者註：即 1914 年，民國 3 年以前）的飲食生活吧！」這也是從 1914 年以來，美國官方首次對肉食的批判。

第三節

值得我們注意的是，有關專家在三、四十年後，專門針對 1914 年實驗所做的兩次後續性實驗：

1、第一次是在 1940 年代有關專家進行後續研究時，發現在 1914 年的實驗中；

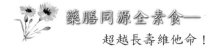
i. 肉食組白鼠所吃的肉、蛋、奶中都有很完整的蛋白質（即含有 9 種人體必需胺基酸的蛋白質）。

ii. 但是素食組白鼠所吃的米、麥、玉米等，全是一些經過精緻處理的粉狀食品，裡面完全沒有任何植物性蛋白質的成分。

iii. 這次的後續實驗徹底證明了，1914 年的實驗根本是個大烏龍，但不幸的是這場烏龍鬧劇已經造成了，一個禍延子孫百年以上的飲食悲劇，直到目前世界各地仍然流行著，肉食能讓人有體力長得又快又壯，以及素食者缺少蛋白質必須隨時補充一些蛋或奶才可以等等，各種似是而非的錯誤說法。

2、第二次是在 1952 年有另一些專家，針對 1940 年實驗發現 1914 年用錯精緻素食當植物蛋白後，改用完整的動物與植物兩種蛋白質所做的後續性實驗裡，還發現 1914 年的實驗中；

i. 原來肉食組長得又快又壯的白鼠，比素食組白鼠早罹患癌症、惡性腫瘤、腦血管疾病、心臟病、高血壓、高血脂、糖尿病、

慢性肝病及肝硬化、腎炎等⋯⋯，

ii. 長時間追蹤實驗的最後結果，更發現肉食組白鼠非但長得快，也病得快、老得快與死得快。

iii. 因此這些後續實驗的專家們，都一致建議大家，為了自身的健康，一定要採取純植物性全素食才對。這是 1914 年肉食出現以來專家們第一次對素食的肯定。

第四節

從慢性病在 1960 年代，引起各界重視與研究以後的各個年代中，幾乎所有相關研究的結果都一再顯示，各種慢性病全是我們用動物性肉食吃出來的，而且也非常肯定，我們絕對可以用純植物性全素食把各種慢性病給吃回去。在此同時，我們可以發現，這些研究結果也真切的揭示了我們中醫學自古以來就有「藥食同源」的理論，而認為綠色植物利用其特有光合作用所生產出來的純植物性全素食，給空腹餓的人食用時就是食物，而給罹患疾病的人食用時就是藥物。

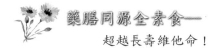
第五節 2009 年相關科學研究對全素食的肯定：

i. 由我國陽明大學副教授蔡亭芬所帶領的研究團隊，成功證實了 Cisd2 長壽基因可以操控哺乳動物壽命的長短，研究論文已被國際知名期刊「基因與發育」（Genes & Development 23：1183-1194）選作 2009 年 5 月 15 日最新一期封面故事。蔡教授指出，白老鼠食用綠茶、葡萄皮等天然植物萃取的抗氧化劑，能促進 Cisd2 活化，明顯可減緩老化速度。她當時就表示，想要提早抗老的民眾，可以從多攝取蔬果著手，因為蔬菜水果中含有豐富的抗氧化物，故而「多吃蔬菜水果」就是最好的抗老途徑。

ii. 2009 年 10 月 5 日獲得諾貝爾醫學獎的 3 位美國科學家，經過長期研究發現重新啟動端粒酶（Telomerase），能夠保護細胞染色體末段的「端粒」，使其完全不受染色體分裂後縮短的影響，而使人類老化中的細胞「返老還童」，繼續不斷的分裂下去。最後研究更顯示三個月在飲食和生活方式方面的改變，就足以強化人類細胞保

護端粒的能力，使細胞年輕化。主要方法是多吃低脂肪、未經加工的蔬菜、水果及豆類等，並從事一些輕微的運動或打坐。

iii. 由我國中央大學副教授王孫崇所帶領的國際研究團隊，共同進行的雙胞胎基因研究，已於 2009 年 12 月發表研究結果，證實後天的生活習慣能改變基因體上的甲基化，並傳給下一代（甲基化 {methylation} 是將甲基 {methyl} 添加到基因分子上的一個反應）。這說明了基因並非天生不變，而是後天可以改變的事實，更證實像酗酒、攝取過高的脂肪與熱量、壓力過大、抽菸與生活不正常等，皆不利於健康基因甲基化的正向發展，會造成健康的惡果；相反的，像維他命 B 群、葉酸、綠色蔬菜，如菠菜、洋蔥、甜菜、大蒜等，以及運動、飲食、規律性生活習慣等等，皆有利於健康基因甲基化的正向發展，可以導正之前不好的甲基化，修正壞基因並傳給下一代。

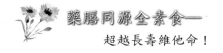
第六節 兩次世界大戰期間意外事件帶給全素食的肯定：

　　丹麥在第一次世界大戰，1917 年 10 月至 1918 年 10 月期間，貨物進口完全被聯軍封鎖時，首都哥本哈根食物最為缺乏，約三百萬人的市民被迫每天僅能以牛奶及蔬果、穀類等植物性食物做為日常飲食。據當時負責全國糧食配給計劃的漢德醫生（Dr. Mikkel Hindhede），在日後研究這段被認定為營養物質最差的狀況時，發現當地人民因疾病而去世的死亡率不升反降，比過去 18 年整整降低了 34%。這次哥本哈根約三百萬市民被迫轉以素食為主的改變，非但證明了植物性食物是一般健康人所需要的健康食物，也為飲食與疾病之間的關聯性提供了一個強而有力的證明。而且類似的調查與統計資料，在第二次世界戰中的挪威、英國和瑞士等國也都出現過。因此，良好的素食習慣對人體健康的幫助，才不斷受到戰後各種相關實驗與研究的支持與推崇。隨後的科學研究也都建議「無論您是否為素食者，都應該記得多吃些蔬果、穀類雜糧等植物性食物」。這也充分顯示了藥膳同源的植物性食物對人體趨向健康，以及遠離疾病痛苦的重要性。

第七節　近代許多世界級營養專家學者都一再強調的飲食重點：

　　1、動物性肉食是使我們罹患各種慢性病的罪魁禍首！

　　2、純植物性全素食則可以降低各種疾病的罹患率。

　　3、吃植物性全素食可以培養一個人的心性，讓一個人容易專注，而且連小孩和孕婦都應該吃素。也就是說，我們全人類都應該以均衡的純植物性全素食為主。

　　4、年青人開始吃全素食有凍齡效果，年長者吃全素則可以逆轉一些衰老現象。

　　5、所有植物性食物多少都會具有一些抗氧化，抗發炎，抗癌，抗老化的能力。

　　6、純淨無葷的純素飲食對我們人類的健康最有益處。

　　7、新鮮的食物應以生食為最佳。

　　8、想要真正的健康就要選擇高能量的素食，而不是低能量或無能量的肉食。

　　i.　攝取高能量食物，身體會維持高能量。攝

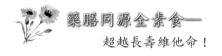
取低能量或無能量的食物，會使你容易疲倦和情緒低落，同時增加慢性病的機率，更加速老化。

ii. 植物性素食的能量高，是因為從大地生長出來的綠色植物，本身能夠隨時利用其特有的光合作用，將土壤與大氣中各種相關能量與物質，自行選擇，搭配，製造出本身以及所有生物所需要，而且具有高生物能量與營養素的食物，也會將這些食物大量儲存起來，作為自身的備用食物與能量。

iii. 這些食物（即高能量素食）的營養素都是綠色植物，先由葉子行光合作用吸收自根部的水與取自空氣中的二氧化碳，製造成葡萄糖後，再進一步將取自大地與大氣中各種其他礦物質、微量元素等，合成醣類、脂肪酸與胺基酸以及其他維生素等營養物質，除了極少量被自身消耗外，大部分最後都會被儲存到自己的根、莖、葉、花、果與種子裡作為備用能量。

①醣類就會被儲存在根、莖、葉與種子裡，例如：地瓜（塊根）、馬鈴薯（塊莖）、

芋頭（塊莖）、稻米和小麥（種子）、葉綠體（葉子）；

② 脂肪酸（動物性脂肪的原料）大部分會被儲存在種子裡，例如：花生（花生油）、向日葵（葵花油）、黃豆（大豆油）、芝麻（香麻油）、玉米（玉米油）等；

③ 胺基酸（動物性蛋白質的原料）則大部分會被儲存在種子裡，例如黃豆、紅豆、綠豆……等，也有部分被儲存在堅果和穀物裡。

④ 營養素，對動物來說，就是自己在進行生長、發育等各種生命活動時，所能用來合成器官，組織，肌肉等的材料，也是全身細胞粒線體用來製造能量的要素，更是全身細胞在進行各種生命活動，發揮各種功能時所需要生物能量，而植物全身所儲存的都是這些高能量的營養素。

⑤ 真正高能量素食的養分還需要符合以下三個條件：

　A. 是污染少，食物中不含化學添加物、

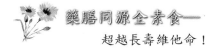
防腐劑、農藥、高脂肪和腐化細菌
等。

B. 是自然、新鮮、沒有加熱與加工的食
物。

C. 是由肥沃偏鹼性的土壤中種植出來的
有機農產品，這些土壤沒有被過多的
化肥、除草劑和農藥破壞過。

iv. 根據相關科學家的研究還指出，動物性肉
食中的能量低，是因為一切有頭有腦的動
物與我們人類一樣，本身既不會製造，也
不會儲存大量高能量全素食營養素作為備
用能量。而且在一般狀況下，由於人類與
各種有頭有腦的動物，他們的大腦神經細
胞唯一的能量來源，主要被限制在葡萄糖，
而且葡萄糖又需要我們人與動物，從攝取
到體內的植物性營素中的醣類，先轉化為
「糖原」（即 glycogen 又稱肝糖或動物澱
粉），才能絕大部分被儲存在肝臟細胞與
肌肉細胞中作為備用能量。不幸的是，這
些備用能量在體內的儲存量並不多。以人
體來說；

① 平時體內糖原的總儲量約有 200-500 公

克，若不能定時從外界攝入醣類，這些
糖原就會在 18 小時內完全被消耗殆盡。

② 肝臟內只能儲存 60 到 90 公克的糖原，
這些肝臟裡的糖原可以提供給大腦神經
細胞使用，並且負責補充血糖，使其維
持穩定濃度；還可以分解成葡萄糖，釋
放到血液中，提供給肌肉以及其他器官
運用，可以説肝臟是提供全身備用能量
的總來源。另外肝糖原還有助於修復肝
臟細胞。因此平時多補充醣類（碳水化
合物），可以幫助人體補充備用能量，
也有助於恢復肝臟健康。這些肝臟糖原
通常在 10 至 12 個小時也會被耗盡。

③ 至於體內肌肉細胞中所儲存的糖原，則
因為在人死亡或動物被屠宰時，都會
自動被完全分解掉，因此被屠宰後的動
物，全身肌肉都已經變成了完全沒有能
量的肉類食品。非但如此，這些沒有能
量的肉類食品在被人類吸收消化時，除
了消耗自己體內原有的能量外，還會產
生一些負能量，即自由基。

④ 我們人類在運動後，血糖會降低，身體

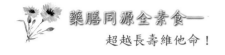
會感到疲勞、運動表現降低、甚至無法持續運動等，就是體內糖原存量已經不足的表現。

⑤但如果攝取過多醣類，而且肌肉與肝臟兩個地方的容量已被填滿，過剩的醣類就會被胰島素（一種儲存賀爾蒙）變成脂肪儲存起來。所以一般人吃越多醣類，血糖就會越高，胰島素的分泌也就會越多，你就越會儲存脂肪使自己越會發胖。但在不過度偏食與少量多樣的飲食原則下，均衡攝取素食中的醣類，脂肪酸與胺基酸三種營養素絕對可以輕鬆避過發胖的風險。其實，這也是我們人類與動物一樣必須每天數次進食，而且每次進食的食物量既不能過多，也不能太少，只要能夠均衡適量就好的原因。

⑥一般來說，我們在作長時間有氧運動時，身體會動用儲存在脂肪細胞裡的部分脂肪轉化為能量予以消耗。但在非必要時，身體絕對不會輕易去破壞自己身體的組織或器官等，把其中的蛋白質轉化為能量來用。這裡需要提醒的是，身體在轉化與分解脂質與蛋白質時都會產

生一些負能量的自由基，這也是越激烈
或長時間運動產生自由基越多的原因。

⑦ 至於動物細胞內眾多粒線體日夜不停所
產生的能量，只能共應細胞內部運作使
用，而且也無法儲存，只能隨產隨用。

9、最後還要注意的是，

i. 由德國學者魏爾嘯所提「一切細胞來自細
胞」的論述來看，無論是動物或植物，兩
者的細胞也應該是由同一個細胞分裂演化
而來。

ii. 按自然界生物細胞演化的歷程，應該是先
有植物。

① 因為到目前為止，綠色植物一直都是生
物界唯一能運用光合作用，把「非生物
界」太陽的光能，轉化為「生物界」所
有生物可以利用的化學能並更進一步，
結合其本身取自土壤與大氣中相關物質
等，製造生產出「生物界」各種生物所
需，具有「高能量與抗氧化物質純植物
性全素食」食物的一種生物。因此我們
可以說，有了這些「純植物性全素食」

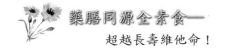
的食物之後，生物界的動物才會出現。也可以說，所有動物最初的食物就是這些純植物性全素食，而不是高負能量或無能量的肉。這也是專家會謔稱，當我們應該吃的純植物性全素食你不吃，而偏偏要去殺死那些動物來吃它們的肉時，它們最終也會傷害到你自己，因為在那些動物的肉裡和同樣是動物的人一樣，都包含有膽固醇與飽和脂肪等……，這些東西被我們吃下肚子，在腸胃裡消化吸收時會產生大量的負能量，即自由基，根本不是為先天素食性動物的人類所準備的。

② 有了全素食後，才會有吃全素食的素食性動物與理性的人類。

③ 有了素食性動物後，才會有吃動物肉的肉食性動物，因此我們現在可以說，所有的動物都是在直接或間接食用著，純植物性的全素食。

iii. 從動、植物本身全是由細胞組成的事實，我們可以說：

①無論我們吃的是全素食的食物或是肉食
的食品，我們都是在吃著那些食物或食
品中的細胞，不過 1914 年兩位美國人
做動植物蛋白質實驗時，給素食組小白
鼠所吃的精緻素食要除外，因為在那
些精緻素食中的細胞早已完全被破壞殆
盡，主要營養素已經消失，剩下的只是
一些吃了會發胖的澱粉。

②而所有細胞都必定會攜帶著原來生物體
（即植物，人類或其他動物）的基因，而
這些基因也必定會攜帶著，該生物體各
種性狀的遺傳資訊。

③如果我們人吃的是直接來自植物的細
胞，

A. 由於大自然所安排的綠色植物，屬於
全生物界所有生物之食物的生產者，能
藉其本身特有的光合作用，把所有相關
能量與物質組合起來，製造生產出含有
高化學能，高抗氧化物質與營養素的全
素食，還會把自己消耗剩下大量的全素
食，儲存在自己的根、莖、葉、花、果
和種子的活性細胞裡，作為備用能量食

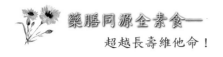

物，以供自己與其他生物取用。

B. 因此這些植物細胞基因裡所攜帶的遺傳
資訊，都是順著綠色植物以光合作用為
自身與動物，在進行生產純植物性全素
食的過程中自我發展出來的，所以這些
遺傳資訊必定含有其本身的強大能量以
及優哉游哉，無憂無慮，沉穩樸實與不
疾不徐的性狀特色。這些性狀特色對於
我們人類與動物原本就是由植物細胞進
化而來的理論來說，我們每個細胞基因
裡應該已經攜帶了這些性狀，所以當我
們直接吃到這些植物的細胞基因與正能
量，以及植物特有性狀的遺傳訊息後，
非但會讓我們身體吸收到構成內部組織
器官所需要的原材料，也會讓我們吸收
到身體各種活動所需要的生物能量，更
能讓我們獲得正能量的遺傳訊息以強化
我們原有的性狀，並為我們打開好的
基因，同時也會為我們關閉掉那些被我
們自己因一時的誤食，誤飲，或接觸到
不當物質而造成汙染的不健康基因與性
狀，更會避免我們將它傳給下一代。

④如果我們吃到的是來自素食動物肉的細胞，

A. 首先我們要瞭解，所謂動物細胞指的是水生與陸生各種動物的細胞，也包含各種動物乳品裡的細胞。據美國聯邦政府的巴斯德化牛奶法令規定，從 1993 年 7 月 1 日開始，牛奶中帶有牛隻體細胞數量 (Somatic Cell Count；SCC) 必須低於 750,000 個。因為體細胞數量通常被用來作為牛奶品質的衡量標準。在正常情況下，牛奶中只會出現少量動物體細胞。當牛奶中這些體細胞數量升高時，就表示這些牛奶，是因為相關母牛乳房遭受到內部細菌性感染（如乳房炎），所造成的不正常與品質低落的牛奶。

B. 其次還要知道，由於動物細胞在進化順位跟我們人類細胞相近，但因所有動物一旦被屠殺死亡後，肌肉細胞內的些許儲備能量（糖原）都會自動被完全分解掉，剩下的全是些會產生過氧化負能量的物質，所以在這些素食動物細胞基因裡，必定會攜帶有一些高過氧化負能

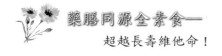

量，一些含有被該素食動物特有不良基
因遺傳訊息汙染過的不良遺傳訊息。

C. 素食動物這些被汙染過的高過氧化負能
量不良性狀的遺傳資訊，最後還需要加
上被屠殺時那些悲痛欲絕的訊息，才是
該素食動物遺傳資訊的最後真實狀況。

D. 這些高過氧化負能量不良性狀的遺傳資
訊，在隨著素食動物細胞被我們人類直
接吃進身體後，除了它細胞內高負能量
蛋白質與脂質在我們人體消化時會產生
大量的過氧化負能量外，它的不良性狀
的遺傳資訊，也必定多少都會對我們自
己細胞的遺傳基因在個性、道德、良知、
良能等方面，造成一些變異影響與傷
害，

E. 這些攜帶有高過氧化負能量不良性狀的
遺傳訊息，還會在我們體內啟動一些我
們不良的基因，或關閉一些我們好的基
因，並傳給下一代。

F. 有人個性乖僻，會做出一些不合一般人
情世故，或違反人倫道德的行為或舉動

時，常會被罵成「連畜生都不如」，不是沒有道理的。

a. 另有經常喜愛吃兔肉，甚至有養兔，殺兔，吃兔肉習慣的父母生下孩子會帶有兔唇的現象，應該是受到兔子遺傳性狀影響，似乎也應該是天經地義的事。

b. 此外，各種各樣混血兒的狀況，也可以說，是父母雙方細胞中基因遺傳訊息在母性卵細胞中，相互作用到最後所產生不同性狀，導致眼睛與肌膚顏色等不同的結果，不是嗎？

G. 因此我們才說，吃到的素食動物細胞，就是在吃經過該素食動物本身性狀汙染過的植物性細胞。

⑤ 如果我們吃到的是來自肉食動物甲的細胞，

A. 由於肉食動物的細胞進化順位可說已經有些超越了素食動物，如果肉食動物甲一開始就是一個肉食動物家族的一員，

a. 它的細胞基因的遺傳訊息也就必然會

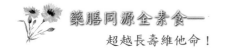
是我們已經無法想像,到底經由遺傳
從母體過來之前,該母體基因的遺傳
訊息已經經歷過多少代,被多少她的
前輩,更前輩或更更前輩家族成員們
曾經吃到過的其他素食或肉食動物細
胞基因的遺傳訊息汙染過了多少次,

b. 它的細胞基因也必然已經攜帶了那些
動物本身所特有高過氧化負能量不良
性狀的複雜遺傳訊息了。

c. 但它的細胞仍舊會跟前素食動物細胞
一樣,在它一旦被屠殺,追殺或與
其它動物鬥爭死亡後,肌肉細胞內
的儲備能量都必定會自動被完全分解
掉,剩下來的全是些會產生負能量的
物質,所以這時的肉食動物甲細胞基
因裡,已經攜帶了自己家族被眾多其
他素食,或肉食動物細胞基因高過氧
化負能量不良性狀的遺傳資訊汙染過
了,

d. 只是這些被汙染過的基因遺傳訊息,
最後還會被該肉食動物甲本身再汙染
一次,攜帶了該肉食動物甲自己的不

良基因與遺傳訊息後，才是肉食動物甲自身因受到遺傳，從母系細胞所接收過來的細胞基因與高過氧化負能量複雜遺傳訊息的最後狀況。

B. 可是當該肉食動物甲的細胞在被我們人類吃到之前，肉食動物甲可能已經吃到過了無數次其他肉食或素食動物乙、丙、丁……等的細胞，

　　a. 而且那些肉食或素食動物乙、丙、丁……等又會分別跟肉食動物甲一樣，是各自肉食動物家族的一員時，最後這些肉食或素食動物乙、丙、丁……等的細胞也必定會跟肉食動物甲的細胞一樣，

　　b. 必定攜帶了被各自家族與自身細胞基因高過氧化負能量不良性狀汙染過的複雜遺傳資訊。

　　c. 這些高過氧化負能量不良性狀汙染過的複雜遺傳資訊，最後再被肉食或素食動物乙、丙、丁……等本身再汙染一次，攜帶了該肉食或素食動物乙、

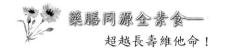

丙、丁…等自己高過氧化負能量的不良遺傳訊息後，才是肉食或素食動物乙、丙、丁…等自身因受到遺傳，從各自母系細胞所接收過來的細胞基因與高過氧化負能量複雜遺傳訊息的最後狀況。

D. 以上 d. 與 c. 兩組最後狀況的細胞基因與高過氧化負能量複雜遺傳訊息接合後，再加上所有這些相關素食或肉食動物，在先後被屠殺或相互攻擊而死時，那些不同悲痛欲絕的訊息，全部集中在肉食動物甲的細胞基因裡，之後再被我們人吃到肚子裡，除了它細胞內高負能量蛋白質與脂質在我們人體消化時會產生大量的過氧化負能量外，你可以想像得到，對我們人類在遺傳性狀上的傷害有多大嗎？

E. 如果你能抽空，特別注意去分析瞭解一下當前越來越多，稀奇古怪，橫衝直闖，殺殺打打，胡作非為，以及各式各樣性侵與破壞倫常的社會新聞，你大概就會明白了。

F. 最後還要重複提醒一下，這些帶有高過氧化強烈負能量的基因遺傳訊息，會很容易打開我們壞的、致病的、老化或不正常的基因，更會關閉掉一些我們好的、優良的、能導致我們良知、良能與道德以及強化我們人生的基因。最後還會讓這些被打開的不良基因遺傳給我們的下一代。

G. 我們還可以再強調一下，我們所吃到那些經常相互殘殺肉食動物的細胞，其實都是經過眾多肉食動物細胞一次又一次，重複汙染無限次的植物性細胞，這些植物性細胞原來所有的高抗氧化營養素與能量早已被耗盡，可以說是已經毫無營養與生物能量了。

H. 至於海產魚蝦類的肉中，雖然不像陸生動物肉類含有會產生負能量自由基的物質，但它們的細胞基因中仍舊會攜帶一些被屠殺，或你吃我，我吃你，甚至生吞活嚥，那些悲痛欲絕的遺傳訊息，整體說起來，對我們人體的優良性狀仍舊會產生一些不良的影響。況且這些海鮮

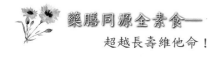
仍屬動物性肉類的蛋白質，據相關專家研究，聰明的人身體都會自動回收大部分蛋白質，多食用這些海鮮肉在體內會造成蛋白質過多，而據部分專家說，過多的動物性蛋白質就會啟動身體癌化機制，而過多植物性蛋白質（胺基酸）就很安全。

iv. 最後從自然界「食物鏈」來探討我們人類在其中應有的地位。

①食物鏈中所顯示出來的，當然是大自然界綠色植物，運用其光合作用所生產出來全素食中所含的生物能量，在生物界

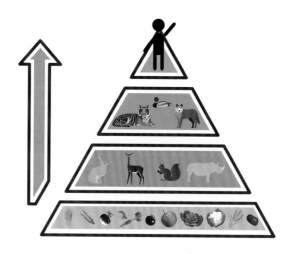

生物群組之間轉換消耗遞減的路徑，它的路徑也聯繫著食物在各個生物群組之間的關係。

② 食物中的能量，就在這個食物鏈的路徑中不同生物種之間傳遞著。

③ 食物鏈很少包括六個以上的物種，因為傳遞的食物能量每經過一個層級就會減少一大部分。最頂端消費者所獲的食物能量最少，有時幾乎連原來能量的 1% 都不到。

④ 人類若以雜食者站在食物鏈的最頂端，只能獲得極少的生物能量，對人類健康來說是極為不妥的。

⑤ 由於很多動物不只是從一個營養層級的生物中得到食物，如第三層級的二級消費者，不僅捕食第二層級的素食者，同樣也可能會直接食用到第一層級生產者所提供的全素食，所以它應該是屬於兩個營養層級的消費者。

⑥ 最後人類以雜食為由被列為最高級的消費者，但仔細觀察我們人類飲食的行

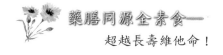

為可知，我們不僅是各層級的食肉者，而且也是以植物性素食作為食物的消費者。這也顯示各個營養層級之間的界限並不是很明確或硬性固定的。

⑦因此，我們每個人，為了要經常保持自己最佳的健康狀態，似乎都應該選在第二層級當一個初級消費者，讓自己每天都能夠直接攝取到第一層裡有最多能量的食物，也就是中國醫學自古以來所強調「藥食同源」的純植物性全素食才對，而且還要注意這些食物的處理的形式與方法，並以生食為主，以避免丟失過多我們身體所最需要的生物能量與營養素。

⑧而且來自世界上最有名望的科研機構、營養學者和人類學的頂尖級科學家們也都斷然地說，人類根本就是天生的草食性動物，如果能夠把握素食這一根本，我們今天就會更健康。這樣的說法，也非常契合我們中國中醫自古以來就有的「藥膳同源」理論，但對多數已經習慣於肉食者來說，可能不太方便，但不幸

的是，這是真理。許多事實也已經證明，肉食者體質較弱容易被感染生病，全素食者則相反。

第八節 1952年生化學家小恩斯特克雷布斯，帶給全素食的肯定。

當年生化學家小恩斯特克雷布斯（Ernst T. Krebs, Jr.）自苦杏仁中分離出能對付癌症的《維他命B17》的同時，也發現維他命B17存在於800~1200種植物中，包括有以下各類：

1、蔬菜類：西洋菜、菠菜、筍尖、樹薯（Cassava）。

2、豆類：埃及豆、扁豆、黃帝豆、腰果、蠶豆（fava）、綠豆、洋扁豆、利馬豆、青豆、某些品種的豌豆等。

3、五穀類：蕎麥（buckwheat）、糙米（brown rice）、小米（millet）、亞麻（flax）、野豌豆（vetch）。

4、芽菜類：小麥草、綠豆芽、蕎麥芽、豆苗（bean sprouts）、lima beans、竹筍、紫花苜蓿（alfalfa）。

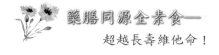
5、水果類：黑莓（blackberries）、藍莓（blueberries）、草莓、櫻桃、蘋果、葡萄，幾乎所有的野生水果都含 B17。北半球唯一不含 B17 的普通水果為柑桔類，這是人工選種、混種栽培的結果；而非洲大陸的柑桔類仍然含有 B17。

6、果仁類：桃籽、杏籽、李籽、葡萄籽、夏威夷豆（macadamia nuts）、蘋果籽、美國棗籽、櫻桃仁及苦杏仁等，幾乎所有的水果種籽或果仁中都含有 B17。

從他的分析中可以看得出，幾乎囊括了全部的蔬果雜糧等食物。但是，如果我們因對付癌症等疾病，而想要花錢直接去買維他命 B17 來吃，大可不必。何況根據中醫的說法是苦杏仁具有一些毒性的，食用過量會中毒，而且某跨國際的大製藥廠因為無法申請專利或壟斷維生素 B17 應付癌症的使用，已經把維他命 B17 攻擊得體無完膚，也否定了它對於各種癌症的療效。可是如果當我們平常在生吃以上蔬果時，同時把它們的種子或果仁一起吃掉，自然就會攝取到身體所需的維生素 B17 了，並且所吃的量也因為是同時吃蔬果本身，攝取 B17 的總量自然就在安全範圍以內，何況就算超過安全範圍，在其他食物的共伴效應之下，也會

把它的毒性分解掉。再不然每餐吃些糙米、小米、喬麥等也會有同樣的效果。由此看來，全素食對人體健康確實受到了莫大的肯定。值得一提的是，素食的好處所強調的除了生鮮以外還要注意均衡與適度，非但每餐中的食物除要避免挑食、偏食外，還要注意種類的多樣、少量，力求均衡，而且每餐的總分量也不要太過，也就是每餐只要吃的七、八分飽即可，最好再加上少量多餐。

第九節　1994 年醣類的再發現給純植物性全素食帶來的最大功效

以往曾被認為只能單純提供人體熱量，過度攝取又會使人發胖，更會導致壞膽固醇的增加，進而引發各種心血管疾病的碳水化合物，到 20 世紀末期的 1994 年，卻被發現其中有八種人體最不可或缺的醣質營養素，即葡萄糖、半乳糖、岩藻糖、木糖、甘露糖、N- 乙醯半乳醣胺、N- 乙醯葡萄醣胺、N- 乙醯神經氨酸。

1、這八種醣質營養素是供人體專門製造每個細胞膜上醣蛋白、醣脂質等化合物之用的要素，這些化合物是提供細胞之間溝通與協調，並具有特異性的糖分子，而細胞之間的溝通與協調又是所有健

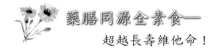
康相關活動的必須過程，因此這八種醣質營養素就被稱為，是緊緊每個細胞在疾病預防與健康維護工作方面所必須的最佳營養素。

2、更由於這些醣質分子在體內的無所不在，我們的細胞，尤其是免疫系統的細胞，才能像裹上一層糖衣一樣，如魚得水般地有效運作，把免疫系統的功能發揮得淋漓盡致，並隨時可以保持在最活躍的巔峰狀態。

3、經專家後續研究得知，這些醣質營養素的主要來源是蕈菇類、樹汁、樹膠或樹脂、種子、核果與海藻類等，次要來源為五穀雜糧與蔬菜、水果等，

4、而且它們除具有活化腦細胞，延緩細胞自身老化速度，避免多種疾病與病痛，阻擋癌症，增強精力，營造強力免疫系統，逆轉關節炎毛病，改善身體所有的功能，幫助身體獲得最佳健康狀況外，

5、還能讓您的子子孫孫成長為超級健康寶寶。

6、此一發現證明了，純植物性全素食中的醣質（又稱碳水化合物或醣類）營養素，才是能真正

活化我們身體 60 兆細胞最重要的營養素。

第十節　2018 年澳洲科學研究給純植物性全素食帶來的最大驚喜

　　由澳洲新南威爾斯大學（The University of New South Wales）華裔科學家 Lindsay Wu 和美國波士頓哈佛醫藥學院（Harvard Medical School Boston）David Sinclair 博士兩人所帶領的聯合研究團隊，已初步證實他們從水果和蔬菜中研發出了一種新型維他命，名為煙醯胺單核苷酸（Nicotinamide Mononucleotide，NMN），據說有助於修復體內受損物質，從而延緩衰老，延長人類壽命。

　　1、這種名為 NMN 的維他命，不僅可以對付神經退化性疾病，以及糖尿病等超過 20 種當今醫學主攻的老年疑難雜症，更是能夠對付癌症！

　　2、這種 NMN 維他命，能幫助修復因衰老和輻射而受損的 DNA。可讓人類的壽命延長，

　　3、他們也表示，其實衰老並非生命必須經歷的過程，有些海洋生物根本就不會衰老。

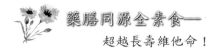

4、據新南威爾斯大學的華裔吳博士稱，與實驗中的小白鼠一樣，人類也能在食用下多活 20% 的時間，「這不僅僅是活得更久的問題，而是在年老時活得能更健康」。他也表示，這是目前他們所發現最安全，也最有效的抗老化維他命。

5、千萬不要以為 NMN 維他命只是延長壽命而已，據澳洲科學院人員說：服用的人會越吃越年輕，同時也會伴隨著壽命的延長。

6、有關研究人員也稱「最新研究：DNA 修復技術能夠逆轉年齡，戰勝癌症，並且也能幫助人類抗宇宙輻射進行太空旅行！」同時也已獲得了美國太空總署的大力贊助與支持。

7、相關人員更預料這種維他命會在 2020 年量產面世，到時候 NMN 維他命的價格，也會變得像每天喝杯咖啡一樣便宜。

8、也有人更期盼地說，有了 NMN 這款維他命做基礎，下一步再進行突破的話，可能人類的壽命還會更進一步延長，到時候長生不老，或許真的不再只是神話故事中的美好幻想了！

9、這項澳洲科學對素食研究最大的貢獻，非但把純植物性全素食的藥膳同源理論，推到了最

高點，更完美的證實了我們中華民族的祖先們在
4000 多年以前，對當時每日所攝取食物想法與觀
念。因為他們在上古時代 4000 多年前，所流傳下
來的【黃帝內經‧太素】一書中，就已經有了：「空
腹食之為食物，患者食之為藥物」，即所謂「藥
膳同源」的思想，而且我們中國醫學自古以來也有
「藥膳食同源」的理論。如果再加上神農氏從嘗百
草中尋求藥物的傳說，我們可以說這些相關記載與
描述的草與食物，實際上全是當時一般大眾平日所
享用的全素食。在這裡我們也可以毫無疑問的斷
定，我們的祖先們當時就已經知道自己每天所吃的
食物，既能果腹又能除病。而且這種食物在當時
的狀況下，可說是只有一種，那就是大自然中被稱
為「食物生產者」的綠色植物，運用其本身所獨有
的光合作用，把太陽的光能，轉為人體所需的化學
能，再進一步結合其本身取自土壤與大氣中的各種
相關物質，所生產出來，具有高生物能量的純植物
性全素食，而當時黃帝能夠活到 118 歲很難說與
全素食無關。

第十一節 列舉部分吃素的名人

1、著名歌影星：張學友、CoCo 李玟、蕭

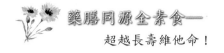

亞軒、潘安邦、李奧納多·狄卡皮歐（Leonardo DiCaprio）、達斯汀·霍夫曼（Dustin Hoffman）、保羅·紐曼（Paul Newman）、克林·伊斯威特（Clint Eastwood）、黛咪·摩兒（Demi Moore）、李察·吉爾（Richard Gere）。

2、台灣體壇政商界名人：飛躍的羚羊紀政、長泳名將王瀚、奧運跆拳道金牌陳詩欣、立委沈智慧、東森媒體集團總裁王令麟、長榮總裁張榮發、華碩電腦公司董事長施崇棠等。

3、國際名人：國父孫中山、印度領袖甘地、愛因斯坦（Albert Einstein）、翁山蘇姬（Aung San Suu Kyi）、班傑明·富蘭克林（Benjamin Franklin）、愛迪生（Thomas Edison）、牛頓（Sir Isaac Newton）、史蒂夫·賈伯斯（Steve Jobs）、英國生物學家--達爾文、美國前總統-林肯等…。國際長跑名將蒲仲強，他父親蒲大宏博士主張吃素，所以蒲仲強從小開始就是一個吃素者。

第十二節

不幸的是到目前為止，仍有絕大多數的人對本文以上所列新舊歷史資訊好像毫無所悉，也有很

多人在知道很多素食好處之後，仍舊無法，也不願改變那種錯誤的肉食習慣。更有很多人以自己身邊一些肉食或部分肉食的癌症患者，被手術、化療與放療處理好復原的個案或特例為藉口，而不問青紅皂白，不究事理，只憑感性的認同，就拒絕了眾多歷史或現時專家們長期精心研究與實驗之後，所建議抗癌最有效的全素食。

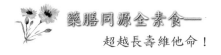
第三章 認出我們癌細胞生成的真正原因與消除方法

第一節

　　根據病史上相關專家的研究顯示，各種慢性病全是細胞慢性發炎所引起的，而細胞的慢性發炎，又是細胞膜或內部基因受到過多額外自由基的持續攻擊受傷後才逐漸形成的。

第二節

　　說到自由基，前面有專家提到過，每天攻擊並造成我們細胞被癌化為癌細胞的自由基，90%以上是來自每個細胞內部的粒線體。又指出，這90% 以上的自由基數量約有 1 兆以上。

第三節

　　除了以上我們身體內部粒線體所產生約有 1 兆以上的自由基，是屬於我們體內每天自己生產，固定數量的自由基之外，還可能會有來自以下各種其他物質與因素，在我們體內所產生額外的自由基：

　　1、喝酒、抽煙、二手煙、三手煙

2、吃得太多太飽

3、生活作息不正常

4、各種肉類食品

5、過量的運動

6、臭氧

7、污染的食物與水源

8、高溫燒、烤、煎、炸、烘、焙，以及白米白麵白糖等的食品

9、精神與心理壓力過大：急躁、焦慮、鬱悶、緊張等等不良的情緒

10、化學藥物的污染：食品添加物、農藥、毒品、西藥、蔬果污染等

11、在大太陽下曝曬、紫外線、X 光、電磁波、輻射線、癌症化療與放療……等。

12、環境污染：汽車廢氣、飲用水、工業廢水、土壤污染……等等

第四節

根據絕大多數相關專家的認知，我們體內癌細

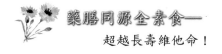
胞的形成，並不是我們身體內部粒線體所產生約有
1兆以上的自由基所造成的，而是受到我們平時由
吃、喝、呼吸以及接觸到太多前項所列舉的各種其
他物質與因素，在體內所產生大量額外的自由基所
造成的。

第五節

　　前節相關專家因此也勸告我們說，如果想要避
開，或降低自己體內癌細胞產生的機率和風險，就
必須要盡量設法甩掉或盡量減少，前項那些會在體
內產生大量額外自由基的眾多物質與因素。最好也
同時改變一下自己的飲食習慣，採用正確的純植物
性，具有高生物能量的全素食飲食，也就是我們中
醫自古以來，所推崇「藥膳同源」的純植物性全素
食的飲食。

第四章 認定我們細胞先天就具有的抗癌功能

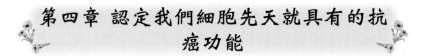

第一節

根據慢性病在 1960 年代引起相關人士重視與研究後,所有相關專家諸多後續性實驗與研究的結果可知:

1、幾乎所有研究的結果都在顯示,各種慢性病都是從 1914 年的錯誤性動、植物蛋白質實驗,促使肉、蛋、奶、魚等動物性肉食在 1920 年美國社會中造成瘋狂大流行之後,才逐漸浮現出來的。

2、所有後續性實驗與研究的結論也都肯定,只要我們能夠完全放棄動物性肉食,改採藥膳同源純植物性全素食,就可以輕鬆把這些慢性病給吃回去。

第二節

多數有名的世界級專家更進一步指出:

1、牛奶中的酪蛋白正是我們飲食中最可怕的致癌物質,這種動物性蛋白質可以「開啟」我們細胞內的致癌步驟,但植物性食物(包含植物性蛋

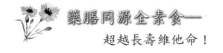
白質，即各種胺基酸）則可以「關閉」細胞內的致癌機制。如果我們攝取的動物性蛋白質，超過我們身體的需要時，血液中的膽固醇就會升高，動脈就會硬化，並導致心臟病的可能性增加。同時，過多的動物性蛋白質所產生的酸性物質，會讓鈣質從骨骼中流失，並導致癌症的生長與發展。而且動物性肉食中，大分子型態的蛋白質很容易超過我們身體所需，植物性素食中小分子型態的蛋白質（即胺基酸）則不容易超過，而且就算超過也絕對不會造成任何問題。

2、我們所攝取的動物性蛋白質、乳製品以及所謂的紅肉中都帶有不少的飽和性油脂，這些飽和性油脂會在體內消化時，被氧化分解為兩種具有毒性的物質；一種是花生四烯酸的脂肪酸（屬多元不飽和脂肪酸 Omega-6 的一種），它會在體內經由一些氧化酶反應，代謝成一些具有生物活性的有毒物質，這些有毒物質全屬自由基的家族；另一種則是具有直接毒害的氧化脂，就是所謂的氧化脂自由基，部分氧化脂自由基也會轉變成更毒的自由基，即乙醛。一旦這些自由基流竄到我們的細胞內部就會引起細胞發炎的連鎖反應。

i. 所謂自由基，也被稱為活性氧，就是一個

帶有不配對電子的化學單元，包括離子、原子、分子以及大小不同的分子團等等，也可以說凡是帶有「奇數」電子的化學單元都是自由基，所以正離子也自由基。

ii. 自由基的種類很多，這裡所指的主要是動物性食物中的「過氧化物質」，但也包含我們平時由吃、喝、呼吸以及接觸到太多不當的食品、汙染的空氣、水、陽光紫外線、各種電磁波、工具、用品、藥物等……，在我們體內所產生的「過氧化物質」。

iii. 自由基單獨存在的時間很短，約在不到一秒至 10 秒之間。如果它攻擊到了細胞膜，細胞核膜，核基因或粒線體基因，再不然是遇到負離子時它本身就會立即消失。

iv. 對人體造成攻擊的自由基，既有來自體內，也有來自體外的；既會在身體最深層引起的突變，也會在最表層留下痕跡。可以說，我們人類每天都是處在一個被自由基從身體內外夾擊的狀況中。

v. 自由基除了攻擊細胞膜，細胞核膜，核基因與粒線體基因外，還會把我們的弱鹼性

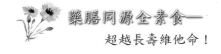
體液轉變為酸性。

vi. 過氧化物質是引起身體氧化的物質,也是會引起身體發炎、老化、腫瘤、癌症等⋯⋯的物質。

vii. 自由基是客觀存在的,最近有相關專家還指出,對我們人類來説,在我們四周的外在環境中,自由基還在不斷以前所未有的速度,持續地增加中。

3、我們所攝取的植物性素食,即「藥食同源」的純植物性全素食,非但能夠提供細胞所需要的能量與各種營養素,還會給細胞提供大量的負離子。

i. 所謂負離子就是帶有一個或多個單獨電子的離子、原子、分子以及大小分子團等,也可以説凡是可以釋放一個或多個電子,而不影響自身穩定性的化學單元都是負離子。

ii. 負離子的種類也很多,而這裡所指的,主要是純植物性全素食中所含有的「抗氧化酵素」或「抗氧化物質」,但也包含那些存在於我們周邊環境中,特別是那些山村

鄉野的水、空氣、森林或大地土壤中的負
離子。

iii. 負離子單獨存在的時間比自由基稍長，專
家估計約在幾秒到幾十秒之間，如果是大
分子的抗氧化劑，或抗氧化酵素時，就能
夠連續消除多個自由基。

iv. 負離子跟自由基一樣，既有來自體內，也
有來自體外的。在我們體外環境中的負離
子有「空氣中的維他命」之稱，是自然界
中主宰人類健康的細小微粒子，也是健康
身體中不可或缺的一種自然界物質，因此
也可以說，我們人類每天都處在一個被身
體內、外環境中負離子所保護的狀態中。

v. 抗氧化物質是身體內抗自由基的物質，也
是我們身體抗發炎、抗腫瘤、抗癌、抗老
化等……的物質。

vi. 負離子也跟自由基一樣，是客觀存在的。
在我們身體的外部環境中更有取之不盡，
用之不竭的負離子，原因是在我們的外部
環境裡，地球核心中存在著一個不停旋轉
熔化的超級磁鐵礦，這個我們平時看也看

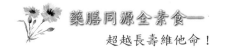

不見，摸也摸不著的超級磁鐵礦，就是持續不斷大量製造與生產自由電子的超級大源頭，這些源源不絕，分秒不停湧出的大量自由電子，釋放到地球表面後就是造福我們人類健康，以及所有生物體基本生活所必需的負離子。雖然如此，我們的外部環境裡還是會因每個人居住的地區不同，仍有負離子不足的時候，如大、小都會區，人口多的城市中以及空氣被汙染的地域等…。

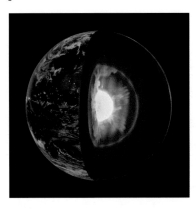

請參閱地球核心不停旋轉熔化的超級磁鐵礦示意圖

vii. 負離子除了可以使自由基無毒化外，還會把我們的酸性體質轉變或調整為弱鹼性。

4、由以上所述，自由基與負離子兩者大量存在於我們身體內、外環境中的事實可知：

i. 在我們身體的內、外兩個環境中，實際上，無可避免，隨時都會呈現出一個，自由基與負離子兩者比例相互增減的狀態中。

ii. 對我們每個人來說，無論是我們的「內在環境」或「外在環境」，都應該以負離子占優勢的比例狀態，最為有利於我們身體的健康。

iii. 由於我們對影響「外在環境」變化的諸多因素難以操控，因此我們一般人為了自身的健康，只能從自己的「內在環境」中多下功夫，盡可能遵照以下有關專家的建議；

①一方面要盡量設法甩掉或避開，會在我們體內製造大量額外自由基的動物性肉食，以及其他抽菸，喝酒，作息不正常，壓力過大等眾多相關的物質與因素，以逐漸減少我們「內在環境」裡額外自由基的數量。

②另方面，也要儘可能採取會在體內產生大量負離子的純植物性全素食飲食，以

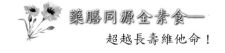
增加我們「內在環境」中原有負離子的數量。

第三節

許多有關研究還指出：

1、我們身體抗癌的方法，實際上就是我們的細胞送一個負離子，給自由基就可以了，就這麼簡單。這句表面上看似簡單，實際上是具有相當含義的，因為這句話正是在告訴我們：

請參考自由基搶電子與負離子
（即抗氧化物）給自由基送電子的示意圖

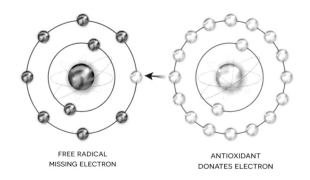

FREE RADICAL
MISSING ELECTRON

ANTIOXIDANT
DONATES ELECTRON

i. 只有負離子才可以消除自由基，只有負離子才可以預防癌症，只有負離子才可以抵抗癌症，只有負離子才可以避免癌症的復

發。也可以説，這句話就是在告訴我們；

ii. 只有純淨的全素食，即「藥膳同源」純植物性的全素食，才可以消除自由基，只有這種全素食才可以預防癌症，只有這種全素食才可以擺脫癌症，只有這種全素食才可以避免癌症的復發。

iii. 總而言之，「藥膳同源」純植物性的全素食食物，在我們體內所產生的大量負離子，確實可以直接消除肉食以及其他各種物質和因素，在體內所製造出來的大量自由基。更可以説，這句話就是在告訴我們：

①純植物性全素食的飲食型態，經常所提供給身體足量的負離子，既可以讓我們全身 60 兆的智慧型細胞輕鬆消除自己被癌化的狀況，

②也可以經常讓我們的細胞保持有效對抗所有細胞急、慢性發炎所引起各種疾病的強大力量。

2、綜合來説，這一切也可以證明，實際上我們身體內 60 兆細胞，在平日的生活中，個個都已經是時時刻刻被癌化，又能時時刻刻自我癒合，自

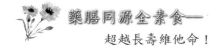

我修復為健康細胞的抗癌高手。也就是説,我們身體的每個細胞,打從分裂發展成為一個健康細胞那一秒開始,在先天遺傳上就已經具有了抗癌功能,只不過更重要的是我們必須經常要注意,拒絕與避免一些會在體內產生過多自由基的食物與物質等,更要不停地攝取一些純植物性全素食,以便提供足量,甚至超量的「負離子」給我們身體的細胞隨時運用。

3、實際上,相對於體內自由基過多的説法,我們應該也可以説,就是我們給身體提供的負離子不夠多所造成的。

4、總而言之,一個自由基從產生到衰亡,只是一個簡單的電子轉移過程而已。

第四節 世界級相關專家對純植物性全素食的看法

1、約翰·羅彬斯(John Robbins 1947年10月26日~)是一個非凡的人,他的身世可説是帶些傳奇色彩。出身富豪之家,是全世界最大「三一」霜淇淋企業之子。但由於他目睹與父親一起創立三一霜淇淋企業的姑父,原本塊頭很大,15歲時就有心臟病,很愛吃霜淇淋(一般以新鮮奶油、牛奶、砂糖與雞蛋為基底),他也確信這就

是姑父於 50 多歲就因心臟病過世的主要原因。加上他父親也有嚴重的糖尿病、高血壓等，更讓他深信這都是霜淇淋惹的禍，也讓他鐵了心，不願終其一生販賣這種喪盡天良害人又害己的產品。於是他便堅決地告訴自己的父親，不想接班，並於 1968 年（21 歲）毅然與父親決裂。1969 年（22 歲）與妻子搬到加拿大外海一個小島，過起與世隔絕的清淡素食生活。1987 年（40 歲）決定開始寫書，並於當年出版第一本書《新世紀飲食（Diet for a New America）》。

　　該書於 1987 年一出版，即攻破了一般人對素食的錯誤認知。一是誤認為需要好好規畫才能改變飲食習慣。二是誤認為蛋奶製品是有益健康的，如果素食者不吃足夠的蛋奶類食物，就會死亡。作者在這本書中的第一部分中揭露了飼養場的恐怖內幕；在第二部分中，他以非常有力的字句描述了肉食如何致命，以及無奶蛋的全素食所能帶給人們安全健康的好處；在第三部分中，他則詳細地闡述了畜牧業對整個世界環境所造成的嚴重後果，這些資料對於很多人，包括很多素食者，也都是聞所未聞的。《新世紀飲食》一書的出版，在美國再度掀起了一股全素食運動的風潮。此後兩年，只

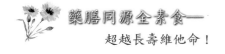
是在德州，就有將近十個民間素食團體相繼成立。
他在書中曾提到：20世紀健康和醫學的一個最大
謊言，就是肉食比素食好，一個最大又令人不解的
現象就是，從德國到美國，已經有幾十次全球性的
大型科學調查顯示，素食者都能在體力、智力和壽
命方面超出肉食者，可是偏偏還有著這樣的神話
在社會盤桓，即素食者沒勁兒、肉食有營養等等。
他在書中提出種種醫學研究都顯示：

i. 吃肉愈多的國家，得文明病的比例愈高；
乳製品消耗愈多的國家，得骨質疏鬆症的
人也愈多。

ii. 食物中即使沒有肉蛋奶，也絕不會蛋白質
不夠，營養不良。

iii. 人體所需要蛋白質的量很低，蔬果中都可
以提供足量、質優的蛋白質，而且植物性
的食物多屬於「不飽和脂肪」、「零膽固
醇」。

iv. 當人們快樂的吃下肉、蛋、奶這些動物性
食品時，不僅毒素進入人體，也造成動物
的恐懼、痛苦和夢魘。

v. 宣揚一種結合健康、環保、愛心的飲食觀，打破美國人將肉、蛋、奶奉為不可或缺的營養最高標準，揭發了人類為滿足口慾，不僅對待牲畜極不人道，也消耗與浪費了地球無數的資源。他的著作有：

《新世紀飲食》（Diet for a New America）(1987)

《還我健康》（Reclaiming Our Health）(2006)

《危險年代的求生飲食》（The Food Revolution）(2010)

《美好新生活的幸福法則》（The New Good Life）(2010)等。

2、柯林‧坎貝爾（T. Colin Campbell 1934年1月1日~），出身傳統酪農家庭，他也曾深信牛奶是自然界中最完美的食物，鼓勵人多攝取肉、蛋和牛奶，以為這是最「優質」的動物性蛋白質。但經過五十多年來一直位居營養研究最前線的生涯，徹底改變了他的信念，也讓他成為全球最受尊重的營養學權威，撰寫超過三百篇研究論文，做過無數生物醫學研究，包括為期二十七年，由最具聲望的基金會贊助的實驗室計劃，以及「中

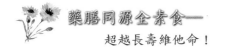
國營養研究」，集結康乃爾大學、牛津大學和中國預防醫學科學院二十年結晶，是生化研究史上，涵蓋範圍最廣泛的一次關於人類飲食、生活型態和疾病的調查，加上超過七百五十項的參考書目所完成的《救命飲食》，是健康和營養領域中，最全面而完整的研究著作，並被《紐約時報》稱為「世界流行病學研究的巔峰之作」。也因此被譽為「世界營養學界的愛因斯坦」。著作有：

《中國的飲食、生活型態及死亡率》（1991 年）

《救命飲食：中國健康調查報告》（2005 年）

《全穀食：重新思考營養的科學》（2013 年）

《救命飲食 2・不生病的祕密》（2014 年）

以下幾項重點係取自以上相關著作：

i. 他透過 40 多年的研究，看得很清楚，甚至在飲食中只加入少量的動物性食品都會造成問題，不僅是癌症，還導致心臟病和其他疾病，其結果與實驗室的研究完全符合。

ii. 在相關實驗中，我們已經達到，可以用動物蛋白來開啟癌症的發展，或以植物蛋白取代動物蛋白來關閉癌症的發展。

iii. 最營養的健康飲食：攝取全食物蔬食，將精緻食物、鹽分、脂肪降到最低，盡量避免動物性食品，最理想的建議攝取量是零。

iv. 沒有任何手術、療法或藥物可以有效預防或排除任何慢性疾病。

v. 酪蛋白（在牛奶蛋白質中占 87%），可促進任何階段的癌細胞生長，而來自小麥和大豆等植物性蛋白質，就算攝取高單位也不會致癌。

vi. 即便有明顯罹癌基因的體質，只要改變動物性蛋白質攝取量，就能決定該罹癌基因的開啟或關閉。

vii. 無論西醫科學研究人員、醫師或相關制定政策的官員怎麼說，我們一般外行人一定要知道，純植物性蔬食絕對是最健康的飲食。

viii. 堆積如山的證據，部分來自我自己，部分來自其他科學家，再加上中國營養研究的結果，說服了我改變飲食與生活型態，十五年前我就不再吃肉，六到八年以來也

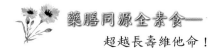
幾乎不再碰動物性食品，包括乳製品…我的家人也採取了我的新飲食法。

ix. 大部分的癌症機構都不願討論關於食療的建議，甚至嗤之以鼻，因為這嚴重挑戰了他們以藥物和手術為本的傳統醫學。

x. 實際上實驗結果已經顯示，動物性蛋白質促使癌症生長。

3、日裔美籍醫師，新谷弘實博士 (Dr. Shinya Hiromi，1935 年~) 是全美胃腸內視鏡外科權威，擔任胃腸內視鏡專科醫師超過四、五十年，觀察、研究、整理過超過 30 萬人的腸胃相。更發現歐美飲食文化對腸胃的影響，而日本原有的飲食習慣，亦因西風盛行，腸胃相逐漸與歐美相似，如腸相肥大、大腸息肉、便秘、癌症、心血管疾病……等。他的行醫生涯告訴他，肉食是破壞腸相的最大原因，而且認為醫食同源是真實不虛的。他的著作有：

《不生病的生活》（2007 年）

《不生病的生活‧實踐篇》（2007 年）

《不生病的生活 2：實踐篇》（2007 年）

《新谷醫師的餐桌：不生病的幸福飲食》（2007

年）

《新谷弘實的不生病七守則》（2008 年）

《不生病的生活 3》（2009 年）

以下似是而非的六大飲食迷思是新穀醫師的健康祕訣：

迷思一：多喝茶可以長壽。事實是：損害胃黏膜

迷思二：吃肉能產生體力。事實是：喜歡吃肉將加速老化

迷思三：內臟手術後吃稀飯。事實是：未充分咀嚼難消化

迷思四：牛奶可防骨質疏鬆。事實是：反而減少體內鈣質的量

迷思五：喝優酪乳有益腸子。事實是：常喝將使腸相惡化

迷思六：少吃白飯以免變胖。事實是：未精製穀物有益身體

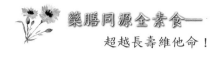
第五章 認同我們的健康細胞全是些癌細胞

第一節

依專家對癌細胞的定義，認為是我們的健康細胞與基因，只要受到自由基攻擊受傷，產生了癌化區塊後，再任由它發展下去，就必然會逐漸轉變成癌細胞。也就是說，我們的健康細胞一旦被自由基攻擊受傷，再由它繼續發展下去，就會自動發展成一個癌細胞了。

第二節

再依前部分「認識我們細胞的幾個重要特性」中所述，我們全身 60 兆個細胞中；

1、每個細胞裡的核基因與粒線體基因，受到自己內部粒線體所產生一兆個自由基攻擊的次數，每天都有 10 萬次以上。這個情況，可以說明我們每個細胞都在日以繼夜「分秒不停」地被自由基攻擊著。

2、而且每個細胞裡兩種基因，每天在這 10 萬次以上自由基攻擊次數中，至少都會製造出 105

個被攻擊受傷所形成的癌化區塊。這些攻擊次數與癌化區塊的情況，可以說明我們每個細胞都在日以繼夜，「分秒不停」地被自由基癌化而成為癌細胞的危險狀況中。

3、以上自由基攻擊基因的兩種情況，只是嚴重程度不同而已，

i. 實際上每天在這 10 萬次以上的攻擊次數，無論大小，輕重，有無造成嚴重性，如果細胞因故沒有立刻有所反應，都應該被視為有造成癌化區塊與癌細胞的可能性。

ii. 也就是說，每個細胞每天被自由基攻擊 10 萬次以上並造成 105 個癌化區塊的狀況，我們每個細胞都必須「分秒不停」的加以反制，發揮自我抗癌、自我修復、自我癒合的功能，才能隨時將那些攻擊與癌化區塊，甚至即將形成癌細胞的情形，扭轉恢復為正常狀況，也使這些頻繁攻擊與癌化區塊，沒有繼續發展，癌化成為真正癌細胞的機會。

4、所以我們可以說，我們每個人體內所有 60 兆健康細胞，

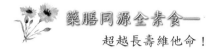

i. 從分裂發展成為正常健康細胞那一刻開始，全都已經是一些不折不扣的癌細胞了，或說全都是能夠自我抗癌成功，又能夠隨時自我癒合並自我修復為「健康的癌細胞」了。

ii. 當然，這些基因被攻擊次數，以及受損被癌化的區塊隨時都會被修復之後，也隨時都會有新的攻擊與受損癌化區塊的出現。

iii. 也可以說，這些被癌化與被修復的情形，是我們身上每個細胞內部，每天「分分秒秒」都在持續不斷發生的事。

5、由於我們所有的細胞內部，每天都在「分分秒秒」，持續不斷進行著「被癌化成癌細胞」與「被修復為健康細胞」的狀況中。因此我們大可以說，所謂的健康細胞事實上，「分分秒秒」都是些癌細胞，也「分分秒秒」都是些健康細胞。簡單來說，我們全身所有的「健康細胞」同時也是「癌細胞」。

第六章 認可細胞運作的各種實際況後，我們應該有的各種觀念

第一節 當我們明白了：

1、我們體內 60 兆細胞中每個細胞裡的每個粒腺體，在持續不斷生產能量給自己細胞運用，以便維持我們身體各種生命活動的狀況下，

  i. 必定會拿我們用鼻子不斷呼吸進體內的氧分子，

  ii. 與我們用嘴巴吃進體內的醣類、脂肪酸與胺基酸，3 大全素食營養素中所含無數的電子（負離子）接合，

  iii. 才能進行氧化反應合成能量（ATP），並形成水分子時，

2、我們就應該堅持一個新的信念；為了維持我們自身生命力的旺盛，平時的飲食，絕對應該選擇蘊含大量負離子的純植物性高能量的全素食。

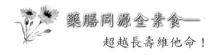
第二節　當我們理解了：

　　1、無論是由病菌或病毒感染造成細胞急性發炎，所引起的「急性傳染病」，如天花、白喉、流感、肺炎、肺結核、非典 Sars 等……，

　　2、也知道被自由基攻擊細胞膜或基因，造成細胞慢性發炎所引起的「長期慢性病」，如高血壓、癌症、糖尿病、高血脂症、心腦血管疾病、關節炎等……，

　　3、兩類疾病都是細胞急、慢性發炎的結果時，

　　4、我們就應該抱持一種新的觀念；認為這兩類疾病都可以用藥膳同源純植物性全素食中，既能抗發炎，又能抗氧化，抗腫瘤，抗癌以及抗老化的各種營養素加以消除，並因而會更重視並採取藥膳同源純植物性全素食的飲食習慣。

第三節　當我們知道了

　　1、我們的慢性病是由 1914 年錯誤實驗所引起，

　　2、也知道 1914 年錯誤實驗已被多年後的其他後續性實驗推翻，原因是後續的實驗證明了當年

的實驗中，

 i. 給素食組白鼠所吃的全是一些經過精緻處理的食品，裡面完全沒有任何植物性蛋白質的成分，

 ii. 還證實了肉食組白鼠不僅是長得快，也病得快，老得快，死得快，

 iii. 最後還發現素食組白鼠個個都比肉食組健康長壽，

 3、在這種情況下，我們難道還不應該改一改以往老舊觀念，從善如流，改採藥膳同源純植物性全素食的飲食習慣嗎？

第四節　當我們發現了

 1、葡萄糖是我們腦神經細胞唯一的備用能量來源，

 2、大腦本身又無法儲存葡萄糖，

 3、而且葡萄糖對於我們大腦記憶的形成也具有一定的影響，非但能夠促進記憶力，也有助於學習能力的增強；

 4、如果缺乏葡萄糖，讓大腦一直處於飢餓狀

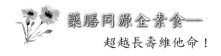
態，則可能會導致大腦無法挽回的傷害。

5、因此我們平時必須抱持一個重要觀念；要經常攝取足夠純植物性全素食中，非精緻又無任何汙染的全穀類與根莖類，例如糙米、全麥製品、燕麥、地瓜等全素食食物，讓血糖可以保持在一定水準，大腦隨時充滿能量，才能好好運作並維持情緒的穩定。

第五節 當我們獲知了

1、從慢性病在 1960 年代，引起有關人士的重視與研究後的各個年代中，幾乎所有相關研究的結果都一再顯示：

i. 各種慢性病都是我們用動物性肉食吃出來的，

ii. 而且也肯定，我們絕對可以用所謂藥膳同源的純植物性全素食把各種慢性病吃回去。

2、難道我們還不應該一改過去，1914 年錯誤實驗所造成肉食最營養的錯誤觀念，改採藥膳同源的純植物性全素食的飲食習慣嗎？

第六節 當我們認識了

1、植物性素食的能量高，是因為植物的高能量營養素都是

    i. 由自己葉子的葉綠體中進行光合作用先把相關能量與物質製造成葡萄糖後，

    ii. 再配上取自大地與大氣中的其他礦物質、微量元素等相關成分，製成高能量與抗氧化物質的醣類、脂肪酸與胺基酸，

    iii. 最後儲存到自己全身的根、莖、葉、花、果與種子裡作為備用能量。

    iv. 這就在說明，植物的備用能量是全身性的。

2、動物性肉食的能量低，是因為有頭有腦的動物與人類一樣，

    i. 本身儲存的備用能量不多，短時間不補充很快就會用完。

    ii. 而且肉食的動物肌肉細胞中所儲存少許備用能量，也會在該動物被屠殺後，都會自動分解掉，剩下的全是些會產生負能量的物質與肉食動物細胞中的不良基因遺傳訊

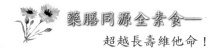
息，這些遺傳訊息還會對我們人類在個別性狀上產生一些不良的影響。

3、在這種動、植物儲存備用能量天壤之別的情況之下，我們還要繼續堅持 1914 年遺留下來天大的錯誤觀念；認為肉食比素食適合我們人類嗎？

第七節　當我們確認了

1、身體細胞先天就具有內在的抗癌能力，

2、而且每個細胞，每天時時刻刻，分分秒秒，都在不停地從事運用負離子消除體內自由基的抗癌活動中，

3、並且癌細胞的產生是由我們體內過多額外自由基所造成的，

4、自然就會需要我們在對抗癌症方面抱持著一種新的觀念；

i. 認為在愛護我們智慧性細胞與對症下藥的用藥原則下，癌症的排除絕對不可用手術、化療或電療，

ii. 因為我們每一個癌細胞在未被手術切除，或未被化療或電療弄死前，都還是一個具

有高度智慧性的健康活細胞，

iii. 而且只要被癌化的細胞本身還活著，每個細胞在任何時間都還會有自我起死回生的本能，它的各種功能就會和健康細胞完全一樣。也就是説，我們身上的癌細胞只要是還沒死，它的高智慧性抗癌或抗自由基的功能，仍然不會輸給其他的健康細胞。

iv. 更何況在這種過多額外自由基的情況下，只要我們能夠每天按時給每個細胞攝取到足夠的負離子，細胞就會立即自動把癌化它的自由基全部消除掉，也會立即自動恢復為原來的健康細胞，或健康的癌細胞。

第八節　當我們認知了

1、體內自由基與負離子的比例，隨時都會互有消長時，

2、我們就應該從中獲得一個新的認知與觀念；

i. 認為癌症醫師所謂的癌細胞會轉移或擴散的説法，完全是因為額外自由基數量的持續增加，而且隨時都會再增加，甚至大幅

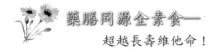
度的增加，

ii. 但自由基都很短命，它們的活動都是無漫無目標，可以在體內隨著各種可能管道亂竄，並隨機到處亂攻擊的，也就是説這部分持續增加的大量自由基，隨時都會通過鄰近的淋巴腺、循環系統等各種管道向體內四面八方亂竄，去癌化各個管道中或其他組織與器官中的健康細胞與基因，

iii. 最後才會形成所謂癌症轉移或癌細胞擴散的現象。

3、這裡還有個觀念值得一提的是，按照負離子與自由基從生成到消失，單獨存在的時間都非常短暫，只是負離子較久而已。

i. 而且一旦相互接觸後，兩者都會立即相互中和而自動消失，

ii. 所以造成轉移或擴散出去的自由基，絕對不是造成原來細胞癌化的那些自由基，可以説完全是另外一批新的自由基。

第九節　當我們領悟了

1、在我們身體的「內在環境」與「外在環境」

中，都應該以負離子占優勢比例的狀況，為最有利於我們的健康時，

2、我們就應該始終抱持著一種觀念；

i. 由於我們每個人對「外在大環境」改變的無能為力，因此，只有對自己的「內在小環境」中多下功夫，

ii. 平時就應該一方面採取不吃任何動物性肉食，同時也盡可能設法甩掉或減少那些會在體內產生大量額外自由基的眾多其他因素，以逐步減少自己「內在小環境」中自由基的存在數量。

iii. 另方面也應該每天多吃些藥膳同源純植物性全素食，以增加「內在小環境」中負離子的數量。

第十節 當我們知曉了

1、能對抗癌症的維他命 B17 存在於 800~1200 種植物中時，

2、我們就應該糾正一下我們素食攝取的觀念；

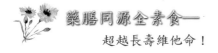
i. 要更信任藥膳同源所言不假,

ii. 要更廣泛攝取各種各類的素食,尤其是各種蔬果與五穀雜糧的種子。

第十一節 當我們確知了

1、科學家在 1994 年從素食醣類食物中發現,八種能促進細胞間溝通協調,緊繫每個細胞在疾病預防與健康維護工作,以及提升免疫系統,

2、而且這些醣類營養素廣泛存在於蕈菇類、樹汁、樹膠或樹脂、種子、核果與海藻類,甚至五穀雜糧與蔬菜、水果中等時,

3、我們就應該調整一下對醣類食物的飲食觀念:

i. 要相信醣類食物對我們細胞具有超乎想像的重要性,

ii. 更要注意廣泛攝取純植物性全素食中各種醣類食物的重要性。

第十二節 當我們得知了

1、澳洲科學家竟能從水果和蔬菜中,研發出

一種能夠延緩衰老，讓我們人類長生不老，把自己的壽命延長的新型 NMN 維他命時，

　　2、我們更應該進一步調整我們的飲食觀念；

　　i.　更進一步相信全素食中的蔬菜與水果，對我們身體健康的驚人好處，

　　ii.　立即拒絕高價又無生物能量的肉食飲食，並決心改採以生吃蔬果為重心的純植物性全素食的飲食習慣。

　　iii.　至於 NMN 長壽維他命，如果我們本身已經是採行純植物性全素食者，應該在它未來量產上市後，只需把它當作偶而加強健康的補充劑即可，因為 NMN 維他命既然是取自於全素食的蔬果中，全素食飲食生吃的蔬果中必定已經含有該維他命所有的成分，而且正確全素食的飲食裡原本就具有運用本身負離子年輕化機制，去抑制和約束自由基衰老化機制的功能。

第十三節　當我們搞懂了

　　1、純植物性全素食所產生的負離子，既可有

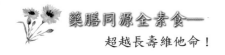
效防止細胞急性發炎所引起的傳染病，又可防止細胞慢性發炎所引起的慢性病，更可有效防止各種癌症以及各種癌症癒後的復發時，

2、我們至少在平時就應該堅持一個信念：

i. 在日常的生活中，就應該採行純植物性全素食的飲食習慣，以防止癌症等各種疾病的發生機率與復發的可能性。

ii. 並在往後的日子裡，一旦在獲知自身或親友罹患癌症後，不必考慮罹癌的類型與期別，只須勸他們立即積極採取不痛不癢，既經濟又絕對安全有效的全素食飲食習慣即可。

iii. 完全不必像過去一般癌症患者的做法一樣，花用冤枉錢去亂投醫，最終還可能像六十三歲因血癌過世的歌星青蛙王子高凌風，70 歲因大腸癌末期過世的藝人豬哥亮，以及 2018 年 3 月 18 日因腦癌過世的 83 歲文學大師李敖等連性命都不保，或是保住了性命，卻像知名體育主播傅達仁一樣，在飽受胰臟癌末期疼痛之苦，最後竟然還痛下決心，情願以 85 歲高齡，花 300

萬元台幣前往瑞士尋求合法的安樂死。

iv. 當然也有像罹患肝癌的立法委員高金素梅與前新聞局長蘇起，以及罹患淋巴癌前臺大醫院病理科女醫師李豐。尤其是現年已近 80 的李豐醫師，從 30 歲前罹癌在醫院內經相關腫瘤科醫師處理無效，並在「吃藥會出血致死，不吃藥又會病死」的情形下，最後她毅然決定棄診回家休養。但五十多年後的現在，當年為她診察的醫師，有人已經過世，病後結婚的丈夫也已去世，她還依然健在。不過我查過他們共同抗癌成功的療法，幾乎就是我在這篇報告中所推崇，並一再強調的吃得健康清淡，不再吃肉、蛋、奶製品……等，説的貼切些，就是不管你如何求醫求治，最主要的重點就是立即吃純植物性全素食就對啦！相對於前項那些死者，他和她們算是活得有智慧，而前者那些則是像世界衛生組織前總幹事中島宏醫學博士（任期 1988 ～ 1998）曾提出「許多人不是死於疾病，而是死於無知」的呼籲中所指，他們絕對不是死於癌症，而是死於對癌症的無知。

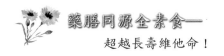

第七章 認透眾多癌症病患花大把銀子投醫後又不免一死者，給我的啟發與開導

第一節 首先是讓我感到自己想法很天真

1、自己隨研讀資料漸多漸廣，逐漸改變飲食型態，由一般肉食開始，隨著蒐集資料漸多漸廣，從肉食飲食型態，改變到專家建議的飲食型態，再變為地中海飲食型態，糖尿病患者的飲食型態，癌症病患者的飲食型態，逐漸改到自己發展並稱之為整體身心靈的健康飲食型態，最後改到目前「以生吃蔬果，芽菜類等為重點，以均衡廣泛，少量多樣攝取未精製的全穀類、豆類、根莖類、堅果種子類、蕈菇類、藻類等全植物性有機食物為中心」藥膳同源全素食的飲食型態。

2、以為我目前這樣的飲食，已能超越糖尿病與癌症患者的飲食型態，可以防止包括糖尿病，癌症以及各種急、慢性發炎病在內，絕對會自然而然會引起部分親人隨著我一起吃素食。可是這一路走來，直到如今仍無一人願跟隨我一起吃純正的全素食者。

3、但令編者始料未及的是，在我 2015 年 9

月前後竟能在日常上網時無意中發現一篇網路新聞報導，説已 90 歲高齡的前美國總統卡特宣佈，2015 年 8 月 12 日罹患了惡性黑色素瘤，並已轉移到肝與腦，加上他的家族有胰臟癌症病史，知道的人都覺得存活的希望渺茫。隨後居然在手術，放療和藥療後三個月就把癌症完全清除了。緊隨著還在該篇新聞中解釋，為何身體並不算強壯的 90 歲前總統卡特能創造罹癌不死的奇蹟？

i.　是因為「他在罹癌後除了積極的就醫，還需要在日常生活中吃一些抗癌食物。當時網路新聞中還可以非常清楚的看到他所食用全盤素食蔬果的圖片，經立即檢視後發現其中全無任何肉類食品」。當下根據自己的認知與判斷，我就肯定認為那篇新聞所報導的就是當時卡特癌症接受處理的實際狀況。因為在他總統任期（1977 年 1 月 20 日－1981 年 1 月 20 日）開始的那年，正是參議員麥高文帶領「參議院國民營養問題特別委員會」小組，調查研究有關「飲食與健康」問題將近十年後，提出多達五千頁以上，號稱人類史上有關「飲食與健康」最具轟動性「麥高文報告」正式發

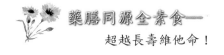
表的時候，當時卡特總統必然會受到震撼，而且已然已知或瞭解到了肉食引起癌症對人體的害處，而傾向於全素食的飲食者。

ii. 但奇怪的是，不久後，再度上網瀏覽時，卻發現該篇網路新聞不見了，繼而出現了另一篇類似的新聞報導，其中也附帶有一盤有素食蔬果的圖片。經檢視卻是一篇美國抗癌協會經多年研究總結，所建議的一盤彩虹食譜圖，並加註解釋說：91(編者註：可能是 2016 年的報導，實際上應該是 90) 歲的美國前總統卡特，為什麼能創造奇蹟？是因為罹癌後除了積極的處置，還需要在日常生活中吃一些抗癌食物！不到 4(原為 3) 個月，腦部癌症就沒了。但在所附的彩虹食譜圖片中還發現；

① 紅色食物中加入了牛肉、羊肉、豬肉、豬肝；

② 白色食物中加入了雞肉、魚肉、牛奶；

③ 紫黑色食物中加入了烏骨雞，幾乎把所有的肉類食品全部加了進去。

iii. 隨著時間的過去，後續的許多新聞報導竟

然還把「彩虹食譜」也甩開，並運用一些讓人難以理解，所謂艱澀的專有名詞解釋說：卡特在 2015 年被診斷出罹患皮膚癌黑色素瘤，癌細胞擴散到了腦部，已是第四期黑色素細胞癌患者，最後因成功使用「吉舒達」，同時搭配手術以及放療，而抗癌成功；2016 年卡特宣佈已不再需要接受任何處置。當然後來還有更扯的……。

iv. 這一切也讓我暗自體會到了，經常被有識之士與正義之學者批評為奪錢，奪命最黑心的癌症醫療三手段：手術、化療、電療。這一次竟能把一位看似必死無疑的 90 歲以上癌患者，四個月就把他的癌細胞完全清除了。這至少在我個人的理解裡，是到目前為止，西醫癌症醫療史上的頭一遭。

v. 最後值得一提的是，根據新聞報導，當這些附加的新免疫藥物乘勢快速被推廣到台灣後的費用問題，像 keytruda 由於健保不給付，一年自費的藥費高達 600 萬台幣。還有需要以病人身體的輕重來計算施打劑量的 nivolumab，一個月粗估都會在百萬左右，若有效，醫師通常都會建議持續施

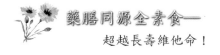

打。

vi. 這也讓人覺得常被人批評為「奪錢奪命」
最黑心的癌症醫療，只改善了一半「奪命」
而已。

4、最後，我還是要說明一下，西醫腫瘤科之
所以會如此狂妄無忌，奪錢奪命，完全跟他們祖
師爺百年來的經營理念有關。據美國作家艾德華‧
葛雷芬 (Edward Griffin) 在無癌症的世界《World
without Cancer》一書裡所述，那位祖師爺在早在
二次大戰前，1920 年代時就和當時全世界最大的
化學及製藥公司，即德國的法賓 (I. G. Farben) 公
司相互合作，狼狽為奸，成立了一個全世界最大的
製藥公司。該法賓公司不僅遍及九十三國，而且
對各國都有重要的政經影響力，而且法賓公司也
是後來惡名昭彰，屠殺猶太集中營毒氣的製造者。
這家公司基本上以各種名稱及組織，在美國的科學
及抗癌政策上扮演著極為重要的角色。

那位祖師爺也知道以科學為名，必定可以帶來
的需求及大量的金錢利益，在他們自己所贊助的
美國醫師學會 (American Medical Association) 和
美國食物及藥物管理局 (FDA) 批准下，將化學物
稱為「藥」來申請專利，並提供給經由他們的組

織所訓練的醫師及專家使用。當時亞伯罕福來思拿 (Abraham Flexner) 也在洛氏和卡內基 (Andrew Carnegie) 的避稅基金贊助下，對美國的醫學院進行改革，使得醫生依賴藥物來處置疾病及從事開發新藥物的研究。而在政府部門的要職官員名單中，不難發現許多與洛氏集團的掛勾痕跡。由此可知洛氏集團對美國食物及藥物管理局和各級的政府部門的影響，可說是佈線完整、環環相扣、牢不可破。

　　祖師爺的洛氏集團以金錢改變了老式的醫療行為，轉而使之現代化，組織化及商業化，成為以藥物處置為主的當今醫藥工業。它改善了醫師的生活，使他們從窮而落魄的郎中麻雀，飛上枝頭變為高所得、高教育、高社會地位的鳳凰。這些醫生在洛氏集團和卡內基的基金會出錢所建的醫學中心受訓，他們的藥物研究也得到大量的財務贊助。

　　在商業掛帥的二十世紀，另類療法或是無法申請專利的處置方法，不但不為他們主流醫界所接受，還頻頻被迫害、抹黑（扣以無科學證據的大帽）和隱瞞；久而久之，社會大眾也接受了這些主流醫學及其研發的新藥物是抗癌唯一利器的思維。因此上世紀的前半葉，以百萬為單位的金錢大量注入國

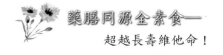

際級的藥物研究，期望找到有效的藥物來處理各種不同的癌症。由於他們相信沒有一種所謂的「奇蹟的子彈」療法是一蹴可及的，世界各地的醫學中心就不斷地對病人進行新藥及放射線的實驗。

即使在今日，這些化療及放射線處理已經證明是無法處置常見的癌症，醫師們還是繼續使用它們。報紙常有抗癌新藥成功發明，或抗癌有重大突破等的新聞出現，但現代醫學真正地處理好癌症了嗎？有些醫師不禁開始懷疑化療的毒性反而是造成癌症病人死亡的主因。1985 年，哈佛大學微生物教授約翰凱恩斯（John Cairns）在科學的美國人（Scientific American）雜誌中發表評論説：「化療能否能處理好任何一種常見的癌症還有待證實」。

有些腫瘤醫師是會告訴病人沒有證據顯示化療有效，有些則被科研報告誤導化療無法保證的樂觀，有些更為了金錢的理由而開具化療單。因為開具化療單比給病人撫慰還賺的多。戴菲力（《癌症——為什麼我們還拼死命地要知道真相》一書的作者）更直言，在七百億美元化療工業的今天，依靠癌症討生活的人數比死於癌症的人數還多。

更讓人難以置信的是，根據網路上維基百科的記載，美國癌症協會（American Cancer Society,

ACS）是成立於人類癌症出現以前的 1913 年，而近百年來人類癌症患者的真正出現應該是，各種動物性肉食在 1920 年代美國社會中造成瘋狂大流行之後，才逐漸被顯現出來的。還指出其前身是由十五名生理學家及商人在 1913 年 5 月 23 日建立的「美國控癌協會」（American Society for the Control of Cancer, ASCC），1945 年才改名至今。還順便提出在當時的美國，每年已經有 75,000 多人死於癌症（讀者可自行上網進入維基百科查閱）。

由於以上種種，我們就可看得出目前西醫腫瘤科的醫師們，與同樣是腸胃科癌症名醫的新穀弘實，在對待其胃腸癌症病患方面的差異之大。日裔美籍的新谷醫師在美、日兩國行醫四、五十年的生涯中，合計實施過三、四十萬例胃腸內視鏡檢查，以及只用大腸內視鏡取代切腹開刀手術，成功切除過 10 萬以上病人的大小息肉與癌腫瘤，甚至他也從來不用放、化療或其他昂貴的癌症藥物，所以收費也自然是一般人看病的良心價碼。又因為他自己發現素食者腸胃相較健康的好處，也都會在事後規勸他的病人，在病好之後，最初是至少五年禁食牛奶和肉、蛋、魚，後來更要求他們吃各種動物性肉食量為零的全素食。這也是他敢說，他這一輩子都沒有為任何一位病人開過一張死亡診斷書的原因。

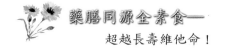
5、另外根據曾與專業癌症醫師有過幾次接觸，被譽為「世界營養學界的愛因斯坦」的柯林・坎貝爾博士（T. Colin Campbell），在對西醫癌症醫學方面有所瞭解後，曾大有見地的說過：

i. 沒有任何手術、療法或藥物可以有效預防或處理好過任何慢性病。

ii. 大部分的癌症機構都不願討論關於食療的建議，甚至嗤之以鼻，原因是食療嚴重挑戰了他們以藥物和手術為本的傳統醫學。

iii. 無論是西醫科學研究人員、醫師或相關制定政策的官員怎麼說，我們一般外行人一定要知道，植物性蔬食絕對是對我們人類最健康的飲食！！！

6、我個人還真懷疑，等到已獲美國太空總署大力贊助與支持的澳洲科學家們，從一般價廉物美的水果和蔬菜中所研發出來的那種新型長壽維他命NMN，預計於 2020 年以後正式量產上市，售價幾乎跟蔬菜水果一樣，這些美國癌症協會腫瘤科醫術還能存在嗎？或者是還能像五、六十年前對付維他命 B17 一樣，把它攻擊得體無完膚，也否定它對於各種癌症的療效嗎？

7、澳洲科學研究從蔬果中發現長壽維他命對全素食的偉大壯舉，非但把純植物性全素食的藥膳同源理論，推到了最高點，更完美的證實了我們中華民族的祖先們在 4000 多年以前，對當時每日所攝取食物想法與觀念。因為我們中華民族在 4000 多年前，上古時代流傳下來的《黃帝內經・太素》一書中，就已經出現了：「空腹食之為食物，患者食之為藥物」的說法與觀念，而且中國醫學自古以來也有「藥膳食同源」的理論。如果再加上神農從嘗百草中尋求藥物的傳說，我們可以說這些相關記載與描述的草與食物，其實全是當時一般大眾日常所享用的素食或全素食，在這裡我們也可以毫無疑問的斷定，我們的祖先們當時就已經知道每天所吃的食物，既能果腹又能醫病。而且這種食物在當時的狀況下，可說是只有一種，那就是大自然中被稱為「食物生產者」的綠色植物，運用其本身所獨有的光合作用，把太陽的光能轉化為人體所必需的化學能，再進一步結合其本身取自土壤與大氣中的各種相關物質後，為我們人類所生產出來具有生物能量的純植物性全素食，本書現在稱之為「藥膳食同源純植物性全素食」的有機食物。

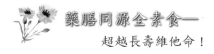
第二節

　　每當看到新聞報導有人罹癌過世時，我內心總是會有些痛心疾首的自責，認為自己辛苦二十餘年心血所獲素食即可抗癌防病的事實，始終無法普遍傳達出去，讓每位癌症患者，都能輕鬆零負擔，在日常生活中，與家人快快樂樂，像新穀醫師一樣全家都吃各種動物性肉食量為零的全素食，讓家中每一個人都能有病醫病，無病強身，享受著一個無病纏身，又能自然長壽的健康人生。不幸的是，到目前為止，絕大多數的人似乎全不信我這一套說法，當然也包括我自己的一些親人在內。

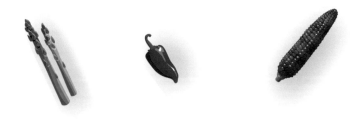

第三節

　　像筆者在前言裡所説,自己在經過一段時間的徹底思考與檢討後,深信這一切,就是因為自己沒能夠根據癌症病史發展的經過與事實,分析整理向他們提出一套比較簡明、扼要而有力的解釋或説詞。於是立即於去年(2018)八月開始,把以往所蒐集眾多相關歷史資料,以癌症出現的前因後果以及發展氾濫的過程為重心,徹底再重新整理分析後,編成這本充滿引證,解釋與説明的書,並配合澳洲自蔬果中發現長壽維他命之壯舉,而蔬果又是素食中的重要部分,隨即以「藥膳同源全素食超越長壽維他命!」為名出版此書。

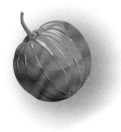

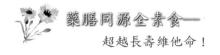
第四節

　　這本書實際上只是把歷史上相關事實加以整編，也就是把歷史上有關我們智慧性細胞共有的相關特性，與我們人類癌症疾病的出現、發展、處置以及消除等各種客觀事實與相關資料加以蒐集、分析，再盡可能按其年序加以彙整、連結，逐漸整理出來的。編者也已盡可能讓本書，以簡單、易懂、層次分明、又具系統性的內容呈現給大家，也深切盼望各位讀者在耐心閱讀後都能徹底瞭解到，癌症其實一點都不可怕，也用不到花錢就醫，因為在實際的生活中，我們全身的每一個細胞從娘胎裡開始，就沒有停息過一分一秒，真的是無時無刻都在不停地，進行著拿自身製備抗氧化酵素中的負離子，去消除相關自由基的抗癌工作，而且都還能做到不讓真正成形的癌細胞出現的地步。當然，這也要歸功於我們每個細胞內的粒線體將所製造出來自由基的數量限制在 90% 上下，約一兆個左右的結果，因為在一般人的每個細胞裡，這一兆個左右自由基的正常狀態之下，真正的癌細胞是很難成形的。就算偶而出現了任何細胞的癌化狀況，細胞本身的自我抗癌，自我修復與自我癒合的功能都能立即予以還原。再說，真正癌症病患的癌

細胞也非常容易處理，只需要把自己的飲食習慣，改為以上所謂「藥膳同源毫無肉食成分的純植物性全素食」，給體內那些正在被癌化的細胞，多提供些負離子就可以了。而且癌症不分早期或晚期，都可以隨時採取零肉食的純植物性全素食飲食習慣，假以時日，癌症細胞就會自然消失。而且我還敢肯定的説，像美國前總統卡特那樣嚴重的癌症，認真吃起本書所強調的「藥膳同源純植物性全素食」來，三個月就可以把真正的癌細胞完全消除掉，應該是比較正常而合理的現象。如果您能在開始時，注意多搭配一些可以生吃，抗氧化較強，或是抗氧化酵素比較多的食物，另外再增加一些規律性的運動，如慢跑，爬山或瑜珈，氣功等一類活動，真正的癌細胞可能就會消失的更快。但重要的是癌症消除後，還要記住一定要繼續維持著，無任何肉食成分的純植物性全素食飲食，要把零肉食成分的全素食作為常態飲食才可以，因為會引發癌症的動物性肉食就算偶然吃一些，也許在您開始時毫無感覺，但它終究會產生一些屬於那 90% 以外的額外自由基，這些額外的自由基持續累積在體內，在不知不覺中，就會觸動您身體內部的癌症復發機制。

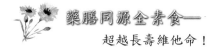
第五節

在本書中編者之所以會提到三位世界級素食專家，即：約翰‧羅彬斯（John Robbins 1947 年~），坎貝爾博士（Dr. T. Colin Campbell 1934 年~）以及新穀弘實醫師（Shinya Hiromi，1935 年~）。

是因為他們在飲食與健康方面都有長時期，最廣泛的研究，最深入的實驗以及最詳盡的相關著作與報告，而且他們的著作與報告也已贏得了全球無數健康追求者的認同與尊重。我在這裡再次提到他們三位，一方面也是出於無限的崇拜、仰慕與敬重，因為他們三位在世界的近代史上，對素食與疾病關係所做的實驗與研究，範圍最廣，時間最久，工作最徹底，相關著作最多與最完整，也最為世界各國相關人士所推崇。另在私的方面，則是希望各位讀者能相信，編者的素食相關重要訊息與資料，多是參考他們的輝煌成就，期望各位讀者有必要時，能購買些相關書籍作參考。其次，當然是期待他們的名氣，能帶動書中素食訊息的可信度與可靠性，更期望各位讀者都能相信編者從諸多素食訊息中所導引出來的，我們偉大中醫自古以來所推崇的「藥膳同源純植物性全素食」，絕對可以讓我們預防與解除我們細胞急、慢性發炎

所導致的癌症等各種疾病外，還可以把我們每個人的體質調整為弱鹼性，讓我們身體獲得必要生物能量，促使內部各種相關機制隨時發揮自我促進健康，提振精神，增強記憶力、提高生育力，甚至開展凍齡，返老還童與延年益壽等各種有益身、心、靈健康的原本特質，並轉告家人與親朋好友，讓他們也都能由認清這些事實，而相信這些事實，最後進而加入純植物性全素食的行列，養成健康全素食的飲食習慣，更進一步開始享受一個健康無病痛又美好的未來人生。當然，最理想的是能把這些相關資訊持續不斷推廣宣傳出去，讓更多人，甚至更多的世界人士，人人都能輕鬆擁有與享受一個健康快樂，既無病痛又能自然長壽的人生與生活品質。

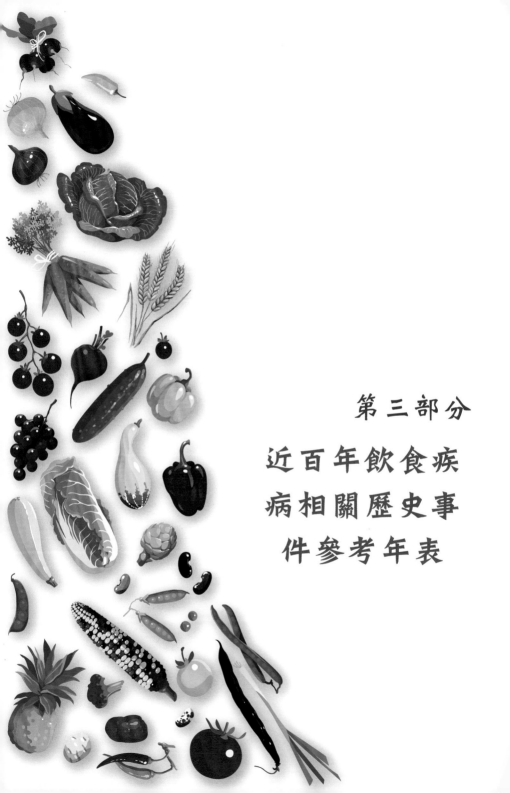

第三部分

近百年飲食疾
病相關歷史事
件參考年表

近百年飲食疾病相關歷史事件參考年表

01、1900~本年初期，法國生物學家勒內昆頓博士（Rene Quinton 1866~1925）於證實海水成分經過適當調整，幾乎可以變成哺乳動物的弱鹼性血漿替代品後，他就在一些傑出醫生的協助下，使用這些調整過的海水替數千位在法國與埃及兩國的孩童與成人病患治療。雖然，當時的民眾或醫生，對於癌症幾乎一無所知。但是，昆頓博士利用這些稀釋過的海水注入到病患體內，平衡他們體內的電解質與酸鹼度，確實能夠使許多病患的疾病都得到了痊癒。後來 Quinton 博士開發出了純淨海水注射液，在第一次世界大戰期間，被用來替代血漿，也挽救了數以千計的生命。

02、1902~ 食用植物油的氫化處理，是由一位德國化學家所發明，並於 1902 年取得專利權。

03、1909~ 美國寶鹼公司 （即 Procter & Gamble，簡稱 P&G，為美國日用品廠商，也是目前全球最大的日用品公司之一）於 1909 年取得食用植物油的氫化處理專利的美國使用權。

04、1911~

(1) 寶鹼公司開始推廣第一個完全由植物油製造的半固態酥油產品，此產品含有大量不完全氫化的棉花籽油。食用油的氫化處理也助長了捕鯨工業，因為鯨油在氫化處理之後更能得以長時間的保存，以供民眾購買使用。

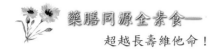

　　因為當時飽和脂肪酸的化學結構屬於穩定性，不容易被打斷，故在人體中易造成膽固醇過高及血脂肪堆積，對人體有害。而反式脂肪被歸類為植物性不飽和脂肪，故被視為是取代飽和脂肪較符合健康的替代品，加上對此一健康飲食觀念的普遍宣傳，更開啟了後來食品商以及餐飲業等，陸續拋棄原來含有飽和脂肪酸的油脂，而改用反式脂肪的風氣。

(2)凱西摩方克(Casimir Funk)創造了「維他命」一詞。凱西米爾馮克在閱讀了荷蘭病理學家克里斯蒂安・艾克曼關於食用糙米可以比食用精製白米的人減少患腳氣病的可能的文獻後，決定將糙米中的這一成分分離出來。1912年，他成功的分離出了治療腳氣病的有效成分。因為這個物質中含有氨基，所以被他命名為 vitamine，這是拉丁文的生命（Vita）和氨（-amine）縮寫而創造的詞，在中文中被譯為維生素或維他命。後來他提取出的這種物質被稱為硫胺或維生素 B1。卡西米爾・馮克又發展了自己理論認為維生素還可以治療佝僂病、糙皮病等。Vitamine 現在被稱為 Vitamin，因為後來發現的維生素中很多並不含有氨基。

　　卡西米爾馮克定義了當時存在的幾種營養物質，維生素 B1、維生素 B2、維生素 C 及維生素 D。他在 1936 年確定了硫胺的物質結構，後來又第一個分離出了煙酸（維生素 B3）。

(3)英國倫敦一位叫華爾德・基爾納的醫生，在用雙

花青染料塗刷玻璃瓶時，意外發現環繞人體周圍寬 15 毫米左右的發光邊緣，這一發現當時並未引起世人的注意。

05、1912~ 波蘭生化學家卡西米爾馮克 Casimir Funk 在艾克曼等人的實驗基礎上，成功的從米糠中分離出了治療腳氣病的有效成分。因為這種物質含有氨基，所以被他命名為「vitamine」，這是拉丁文的生命（Vita）和氨（-amin）縮寫而創造的詞，現在 Vitamine 拿掉 e 被稱為 Vitamin，是因為後來發現的維生素中很多並不含有氨基，這就是後來用以形容新發現營養素「維他命」一詞的由來，也是劃時代維他命理論（vitamine theory）的誕生。從此學者除了病原菌理論之外，也漸漸接受這種因食物中缺乏某些成分也能致病的維他命理論。

06、1915~ 有布赫納認為釀酵反應是由某種化學物質（之後定義為「酵素」）推動生物反應，這物質即使離開製造它的生物體，仍能保持它的作用。這個發現為近代生物化學的研究打開一扇大門，布赫納也因「非細胞酒精釀酵」的研究，而榮獲 1907 年的諾貝爾化學獎。同年，也另有德國化學家威爾斯泰德（Richard Willstater），利用吸附色層分析法（adsorption chromatography）分離出 carbohydrase 等許多酵素，提出酵素由載體和活性基構成的學說，並於本（1915）年稍後獲得了諾貝爾化學獎。但無法證明酵素的組成就是蛋白質。

07、1916~ 維他命 B 被分離出來，起初相關研究人員相信

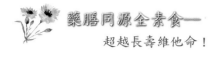

它只是一種維他命。

08、1917~ 英國研究員發現鱈魚肝油可預防軟骨病。

09、1919~ 軟骨病（Rickets）被定義為營養失調而非傳染疾病。

10、1920~

（1）生化學家發現維他命B事實上至少是兩種維他命。

（2）同年維他命A被稱為「抗感染」維他命。

（3）同年維他明（vitamine）一詞正式成為維他命（vitamins）。

（4）在食品工業逐漸發達之後，各種食物中反式脂肪酸的含量大為增加。對現代西方文明病有研究的人也逐漸發現；文明病與反式脂肪，兩者之間的關連性。雖不能説反式脂肪酸是造成文明病唯一的有害因數，但是它的為害最大；因為許多不瞭解的人，會被宣傳誤導而誤認反式脂肪酸是有益健康的物質，因而故意去多多攝取。

（5）維他明（vitamine）一詞正式成為維他命（vitamins）。

11、1922~ 發現維他命E。

12、1925~ 科學家發現夜盲症與維他命A不足有關。

13、1926~ 美國生化學家薩姆納（James Batcheller Sumner）首次成功將尿素酶（urease）從熱帶植物的種子－刀豆（Jack bean）中結晶化分離出來，並確定它的成分是蛋白質；若以會讓蛋白質變性（denature）

的方式處理酵素，酵素就會失去活性，但是薩姆納的實驗結果並未獲得威爾斯泰德的支持。威爾斯泰德認為酵素結晶或許有部分是由蛋白質組成，而這是由於在製備過程遭到汙染的緣故。又過了幾年，另一位美國學者諾斯洛普（John Howard Northrop），發明製造丙酮（acetone）的醱酵法，成功將數種酵素結晶化，包括胃液酵素、胰蛋白酶、胰凝乳蛋白酶、胰蛋白酶原，並證實它們皆由蛋白質構成。

14、1928~

(1) 本年度，亞伯森喬紀醫學博士（Albert Szent~Gyorgyi, MD, Ph.D.）由辣椒果實中分離出維他命 C。

(2) 生化學家發現維他命 B 事實上是至少兩種維他命。

(3) 維他命 A 被稱為「抗感染」維他命。

(4) Charles Jules Henri Nicolle 利用猩猩研究傷寒，於 1928 年獲頒諾貝爾獎。

(5) 1928 年 9 月 15 日，亞歷山大弗萊明（Sir Alexander Fleming, 1881~1955）在英國倫敦聖瑪麗醫院任職時，無意中在一個被污染的培養皿中發現，原本打算培養的葡萄球菌，它的生長現象竟被一種青綠色的黴菌（青黴菌）所抑制，因此弗萊明推測，青黴菌（學名：Penicillium notatum）的分泌物應該具有抑制細菌生長的功效。由於這種抑菌物質是青黴菌的分泌物，因此弗萊明將其命名為青黴素（Penicillium），並於 1929 年，將其觀察到的現象首度發表在《英

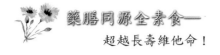
國實驗病理學期刊》，但當時並沒人理會這個醫學史上的重大發現。青黴素也就是今天醫學界倚賴頗深的「盤尼西林」，這使他在全世界贏得了25個名譽學位、15個城市的榮譽市民稱號以及其他140多項榮譽，其中包括諾貝爾醫學獎。直到1939年，才再度由澳洲旅英病理學家弗洛理（Howard Walter Florey）及其同僚錢恩（Ernst Boris Chain）繼續進行青黴素的研究。1940年，弗洛理與錢恩首度從青黴菌的粗培養液中純化出青黴素，並用「老鼠保護試驗法」進行動物實驗。首先，他們將致死劑量的細菌注入八隻老鼠的體內，其中四隻再追加那些初步純化出來的青黴素，結果發現只有那些注射過青黴素的老鼠存活下來。1941年，青黴素首度進行人體試驗，並證實它能有效治療經由細菌感染的症狀。同年，弗洛理到美國商談青黴素的量產方法，再加上第二次世界大戰的催生，因此在1942年，青黴素得以順利量產與應用。1945年，弗萊明、弗洛理與錢恩三人，更因發現、純化與量產青黴素而獲頒諾貝爾生理醫學獎。由於青黴素的發現及其神奇的療效，引起了其他抗生素的研究風潮，例如1944年，瓦克斯曼（Selman Waksman）在灰色鍊黴菌中發現鍊黴素，由於鍊黴素是當時第一個能夠有效治療肺結核的藥物，瓦克斯曼因而獲頒1952年的諾貝爾生理醫學獎。他的成功，再一次引起全世界科學家對利用微生物生產抗生素的研究熱潮。氯黴素、新黴素、土黴素、四環素都相繼在

1954 年前發現，而萬古黴素亦於 1956 年，由東方鏈黴菌屬的發酵物中純化出來。接著往後的十年間，新的抗生素如卡那黴素、灰黃黴素、巴龍黴素、林可黴素、慶大黴素、妥布黴素陸續發現，直到 1960 年代末期，人類可用來對抗細菌的武器已不下十數種，這樣蓬勃的抗生素研究結果，讓人類順利地脫離 1940 年代前飽受傳染病威脅的窘境。

15、1930~ 維生素 C 被分離出來後，才能讓十七至十九世紀，英、法及西班牙等國長年在海上巡迴的海軍將士的壞血症於焉消滅。人類花了四百五十年的時間，犧牲了幾百萬人的生命，才相信簡單的蔬果就可以預防及治療這種代謝慢性病。以此類推，曾是必死無疑的疾病如：惡性貧血（pernicious anemia）、義大利癩病（pellagra）、腳氣病（beriberi）、無數的神經性病變（多與維生素 B 群有關）等等，都可以用飲食的方式加以預防及治療。克雷布斯的名言：「能真正治癒的就能真正地預防（What really cures really prevents）。」「必要的營養素來自充足養分的飲食」。

16、1930~40- 在此期間電子顯微鏡發展成功，把科學研究帶入了超微觀奈米世界；

17、1932~ Edgar Douglas Adrian 以蛙研究發現神經原的作用，於 1932 年獲頒諾貝爾獎。

18、1933~

(1) 維他命 B1 從米糠中被分離出來成為抗腳氣病的元素。

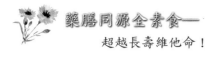
(2)同年維他命 B2 也被分離出來。

19、1935- Hans Spemann 利用兩棲類觀察胚胎組織的分化形成，於 1935 年獲頒諾貝爾獎。

20、1936~ 維他命 B3 被分離出來。

21、1938~

(1)維他命 B3 被發現可以預防癩皮症（pellagra）。

(2)第一部掃描電子顯微鏡發展成功，可以觀察到任何微生物表面的立體構造。

(3)本年度有一本出版的書，書名叫做《器官培養》，第一作者是 Alexis Carrel，一名諾貝爾獎得主。他實際上發明了一些今日縫合血管仍在使用的技術。我們今日所使用的某些血管嫁接法就是 Alexis 設計的。但是我想要你們注意一下他的共同作者：查爾斯‧林白，是的，就是那個飛越大西洋的林白，他的後半輩子都跟著 Alexis 一起在紐約的洛克斐勒醫學研究機構（現為洛克斐勒大學）進行器官培養的研究。

22、1938~39~- 穿透式電子顯微鏡正式上市，可觀察到微生物內部的細微構造。

23、1939~ 喬紀博士（Dr. Szent-Gyorgyi）區分出最低人體所需與最高劑量的維他命份量以求能提供給人體更好的健康狀態。

24、1944~ 科學家找到了神祕的遺傳物質——去氧核醣核酸，也就是大家耳熟能詳的 DNA，法蘭西斯‧克立克

（Francis Crick）與詹姆斯·華生（James Watson）
並於 1953 年解出 DNA 著名的雙股螺旋結構。

25、1946~

（1）休特醫生（Dr. Shute）與其同儕在《自然學報》
上發表了他們首次對維他命 E 用於冠心病的觀察
報告。

（2）美國生化學家詹姆士薩姆納（J. B. Sumner）從刀
豆中萃取酵素，發表「酵素的本質是蛋白質」因
而獲得諾貝爾獎，他的說法「攝取蛋白質就可以
攝取到酵素的誤解」，扭曲了酵素的本質，再加
上巴布金教授提出「酵素可以無限製造出來」的
錯誤理論，使得正確的酵素研究如美國艾德華·
豪爾博士所說「延遲了 50 年」。

26、1948~

（1）維他命 B12 從動物肝臟中被分解出來。

（2）克雷布斯維生素 B17，將之合成結晶以供人體使
用，並命名為「利而卓」。

27、1951~ 硫鋅酸（Alpha~lipoic acid）被發現。

28、1953~ 美國生物學家的 J. D. Watson 教授與英國物理
學家 F. H. C. Crick 教授共同提出 DNA 分子的雙股螺
旋結構（double~helix structure）確立了現代分子生
物學的基石。

29、1954~

（1）自由基理論由美國林肯大學醫學院丹漢哈曼博士

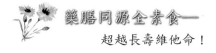
（Denham Harmam M.D.，Ph.D.）首次提出。

(2) 一位明尼蘇達的研究人員 David Kritchevsky 宣稱心臟疾病是由被氫化的蔬菜油所引起的，這引起食用油產業的強烈回應。他們聲稱產生問題的是被氫化油脂中的飽和脂肪酸，而不是氫化的植物油。事實當然不是如此，飽和脂肪酸的水準並沒改變，唯一改變的是氫化的部分。然而，在這同時，費城的一篇研究報告指出，多元不飽和脂肪酸可以降低血清膽固醇（事實上，這只是因為膽固醇轉移到諸如肝臟及動脈等組織之中）。於是，這些討論被美國本土食用油產業用來鼓吹以「多元不飽和油脂」取代「飽和脂肪」的論述。後來，諸如國家科學研究院(National Academy of Sciences)則以「單元不飽和脂肪」取代「飽和脂肪」。

(3) 諾貝爾獎得主 Enders, Weller 與 Robbins 對小兒麻痺病毒的培養有所貢獻，其發展組織培養法以利病毒研究，並利用猴腎臟細胞培養 poliovirus，他們的研究成果發展出減毒疫苗。

30、1955~ 本年 3 月 11 日亞歷山大・弗萊明逝世，英國細菌學家、藥學家，青黴素發現者。

31、1956~ 本年 Harman 在分子生物學基礎上首先提出了自由基學說，他認為機體的基礎代謝和平均壽命的高低、線粒體的老化、免疫功能的降低及一些老年性疾病的發生都與自由基密切相關。

32、1957~

(1) 輔酵素 Q10 被發現。

(2) 本年因美國政府目睹蘇聯發射了世界第一枚人造衛星 Sputnik 號，突然心生恐懼，怕自己的科學遠落於俄國之後，於是一夜之間就決定在基礎科學研究工作上投入了大量資金。

33、1958~ 年撰寫第一本有關膽固醇教科書的 David Kritchevsky 就說到：在美國，我們不再害怕上帝或共產黨，但是我們卻怕油脂。

34、1960s~

(1) 1960 年代發現飽和脂肪會增加膽固醇，膽固醇增加會使人肥胖，肥胖會引發心臟病之後，加上一般吃肥油讓人肥胖的觀念，於是一個獨立於科學以外的反油脂運動於 1960 年代在美國逐漸形成。原因是人們對醫療與食品工業兩種機構的不信任，脂肪與健康的資料模糊不清以及科學界意見的兩極化。

(2) 1960 年代的攝食控制研究中，參與者謹慎攝取規定的食物數週後，證實了飽和脂肪會增加膽固醇量；不過研究同時也顯示，多元不飽和脂肪（polyunsaturated fat，多存在於植物油與魚類中）會降低膽固醇。於是，1960~70 年代間的飲食建議強調以多元不飽和脂肪取代飽和脂肪，而不是全面的少吃脂肪。（後來美國人的不飽和脂肪攝取量增為雙倍，可能對 1970~80 年代間美國人的冠狀動脈心臟病減半有重大貢獻。）

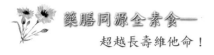
35、1966~ 生物化學家史東（Irwin Stones）倡議人類需要更高量劑的維他命 C 以對抗壞血病。

36、1968~ 七月三十日參議院通過法案成立「國民營養問題參院特別委員會」（the Select Committee on Nutrition and Human），由麥高文擔任主席。

37、1969~ 超氧化物歧化酶（Superoxide dismutase）──人體的抗氧化劑之一，被發現的同時，也成了哈曼醫生（Dr. Harman）發現造成老化的自由基理論的原動力。

38、1970~ 德國物理學家 Popp（Fritz-Albert Popp）發現，從最簡單的單細胞植物到最複雜的有機體（如人類）等一切生物體，都會持續放射出微弱的光子流。他稱這現象為「生物光子放射」，又力主這是生物體用來跟自己身體各部分和外界通訊的工具。

39、1970s~ 在 1970 年代，飲食習慣與心臟病、癌症等的持續增加之關聯性已經得到證實，這也促使美國政府開起了大規模的研究計畫。

40、1971~ 法蘭西斯拉佩 （Frances Moore Lappé）在所著暢銷全球三百萬冊的「一座小行星的飲食（Diet for a Small Planet）」書中，曾強調要人們應注意在自己的素食組合裡，確定能夠獲得足夠的必須氨基酸（adequate levels of essential amino acids）。但是隨後在該書第 10 次再版時，她根據許多更新的研究資料所作出的結論是，就算沒有注意到蛋白質中氨基酸的組合，一個多樣化的植物性飲食仍能符合全部蛋白質的要求，普遍一致的認知是，「均衡的」植物性

飲食就能夠提供足夠的營養。這本書改變了當時數百萬人的地球觀，也推動了美國 1970 年代的素食風潮。

41、1972~ 在參院國民營養問題特別委員會的聽證會裡，國家癌症學會（the National Cancer Institute）主任亞瑟阿普頓（Arthur Upton）宣稱，50% 的癌症是飲食所引起的。若加上抽煙及其他致癌物，尤其工作場所的致癌物質，此一可預防性癌症的數字會接近 80%。換言之，也就是說大多數的癌症是能夠避免或預防的。

42、1972~1973 年，美國史丹福大學的 S. Cohen 教授與加州大學的 H. Boyer 教授共同開發了 DNA 重組技術而創出了人類生物史上的第一個重組 DNA 分子，開啟了生物技術的新紀元。

　　自從 1973 年史丹福大學的 Stanley Cohen 和 Herbert Boyer 博士首先將第一個人工基因重組的基因體在細菌中繁殖之後，生物科技逐漸在美國生根萌芽。1982 年美國的第一家生技公司 Genentech 領先依據基因重組的原理發展出人工合成的胰島素應用在醫療上，這個人工合成的蛋白，是在細菌上大量生產製造，經過純化提煉後再補送回身體分泌功能失常的糖尿病人身上。

43、1973~ 美國飲食協會雜誌（the Journal of the American Dietetic Association）曾為文結論說「植物性食物的飲食能夠提供全部的必須營養素（vegetarian diets could provide all the essential nutrients.）」。

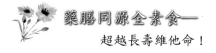

44、1974~

（1）各國都同意世界衛生組織在一九七四年即認定的健康的定義，不是沒有疾病，而是身體、精神及環境的平衡愉快。也就是說醫療的新趨向，應該是整合治療、保健、預防及抗老的整體醫學。

（2）美國作家愛德華・葛雷芬（G Edward Griffin）所著《無癌症的世界（World Without Cancer）》一書在 1974 年首次出版，隨後也在日本、挪威、克羅埃西亞、捷克以及俄羅斯等國家出版，需求量也很大，並在 2009 年更新過一次。

45、1976~ 麥高文特別委員會在七月中完成首次「美國人民的飲食目標」任務。

46、1977~

（1）造成歷史上最轟動的《麥高文報告（Mcgovern Report）》提出，也大力助長了反油脂運動。

（2）「美國人民飲食改善目標」由「國民營養問題參院特別委員會」在完成。

（3）1977 年「美國人民飲食改善目標」小冊子的發佈，這也是第一次由政府單位發表有關預防慢性病的飲食建議。

（4）1977 年《麥高文報告》於一九七七年在美國發表，是有關「飲食與健康」的調查報告，正式名稱為《美國參議院營養問題特別委員會報告書》。此調查是於民主黨卡特（James Earl Carter）的政權下實施，以研究調查總指揮麥高文（George S.

Mcgovern）參議員姓氏命名，統稱為《麥高文報
告》。

(5)「我們真是愚蠢，什麼都沒發現！」這是當時委
員會一員甘迺迪（Kennedy）議員的嘆息。此報告
書多達五千頁以上，當時號稱「人類史上最大的
「飲食與健康」，調查是於全美國進行、空前絕
後的研究報告。

(6)因此，這個報告書出乎意料地喚醒了許多反省與
悔恨。「先進國家的飲食，其實是違反自然的東
西」、「完全沒有一個人發現這個問題」、「我
們應立即改變飲食習慣」。《麥高文報告》的內
容，徹底打碎了歐美人飲食生活和營養學的觀念，
換言之，他們引以為傲並實踐已久的「豐衣足
食」，儼然就是一個錯誤。

47、1970s~ 在 1972 參院國民營養問題特別委員會的
聽證會裡，國家癌症學會主任亞瑟阿普頓（Arthur
Upton）宣稱，50% 的癌症是飲食所引起的。若加上
抽煙及其他致癌物，尤其工作場所的致癌物質，此一
可預防性癌症的數字會接近 80%。換言之，也就是說
大多數的癌症是能夠避免或預防的。由於這些飲食習
慣與心臟、與癌症等流行病持續增加之間關聯性已得
到證實，這也促使美國政府在 1970s 就開起了大規模
的研究計畫。

48、1980~

(1)推出製成藥錠、用來對抗感冒與喉嚨痛的鋅。

(2)隧式掃描電子顯微鏡（Scanning tunneling

•• 165 ••

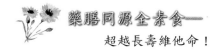
electron microscope）發展成功，更可用來觀察到百億分之一米左右的原子構造。最近科學家又開發出一種分辨率創歷史新記錄的電子顯微鏡，可以把電子束聚焦到 1 奈米的 75,000 分之一，這一尺度甚至比單個氫原子的尺度還要小。用這種電子顯微鏡可以深入地觀察原子的細節，觀看原子在不同環境下是如何相互作用。

(3) 二月，美國農業部與當時的健康教育福利部共同發佈了第一版「美國人民飲食指導（The Dietary Guidelines for Americans）」小冊子

(4) 中國健康計畫於 1980~1981 間年由中國預防醫學研究院，營養及食品衛生研究組副主任 Dr. Chen Junshi，在其休假訪問紐約康乃爾大學時，與營養學院教授康貝爾博士（Dr. T. Colin Campbell），所構想出來的。英國牛津大學教授 Mr. Richard Peto 及中國醫療科學研究院中國癌症的 Li Junyao 博士和他在中國、美國、英國、加拿大與法國的同僚等後來才加入。中國計畫是一項非常廣泛而持續性的研究計畫，它探討的是中國許多省區內流行疾病與飲食攝取模式之間的關聯。康貝爾教授係 1980 與 1990 年代最初兩項主要研究的領導人，他對各項研究結果已總結在他 2005 年出版的「中國研究（The China Study 中文翻譯亦稱「救命飲食」）」一書中。

49、1981~

(1) 農業部與健康教育福利部共同成立了「飲食指導

顧問委員會」，以保證由外界所獲參考資訊兼顧
正式與非正式兩種。

(2) 針對飲食與癌症為美國國會所作的一項重要檢討
中，估計遺傳基因影響癌症的風險只有約 2~3%。
而且基因的功能只有受到活化或催化後才會產生
作用，並且基因無論好壞，營養素總是決定其被
活化的重要因素。

50、1982~

(1) 法國物理學家阿斯派克特(Alain Aspect born
June 15, 1947)實驗首次證實兩個「同謀」基本
粒子間，無論互相距離多遠，祇要改變其中一個
粒子的狀態，另一個粒子的狀態也會立即改變。
此一超距作用現象第一個打破的是愛因斯坦的光
速不變定律，即證明超光速是存在的，也證實了
量子糾纏理論（quantum entanglement）。物理學
家大衛·玻姆（David Bohm 1917-1992 ）給出
了獨到的解釋，即全息理論。

(2) 謝赫曼於 1982 年在美國霍普金斯大學工作時發
現了準晶體，這種新的結構因為缺少空間周期性，
既不是晶體，但又不像非晶體。其實準晶體的存
在早於一九二八年提出，直至一九八二年才由謝
赫曼的研究團隊證實。最終科學家運用馬賽克圖
案，找出準晶體的原子排列，1992「國際結晶學
聯會」修改晶體的定義，舍特曼的研究終於獲得
確認。2011 年諾貝爾化學獎由研究「準晶體」的
以色列科學家「謝赫曼」獲得。準晶是介於晶體

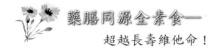

和非晶體之間的「類晶體」。一般晶體具有一重、二重、三重、四重或六重對稱；準晶體則有五重、十重或廿重對稱，在空間中排列會有缺口或重疊出現，無法填滿空間。

51、1983~

(1) 艾姆斯博士（Dr Bruce Ames）在《科學》（Science）期刊上發表了一篇標題為〈飲食中的致癌物與抗致癌物〉的文章，文中指出許多日常食物（如咖啡、酒精飲料、馬鈴薯等）中含有致癌物質，其致癌性遠高於許多化學合成品。而許多天然食物（如水果、蔬菜）中卻含有一些抗癌物（如維他命C、維他命E、β胡蘿蔔素、硒等）。因此飲食習慣會影響一個人的健康，尤其是罹患癌症的風險。他強烈建議，應該大量食用蔬菜與水果。他的發現是，人類暴露在低劑量的許多像殺蟲劑一類合成化學品下的致癌風險，實際上比從食物中的天然物質低很多。也就是說，與一些天然物比較，合成化學品的致癌風險是極低的，所以沒有必要完全不施用農藥，因為農藥可以降低蔬菜水果的價錢，整體上反而有助於人類對抗癌症。所以最後他認為人類罹患癌症的最主要因素，係來自於吸煙和不均衡的飲食。因此戒煙、吃多樣化的蔬菜水果、充分的體力活動，以及攝食均衡的微量營養，是預防或控制癌症等慢性病的最佳策略。

(2) 德州大學的醫生引導了首次將輔酵素Q10用於治

療心臟病的大型人體實驗。

52、1984~

(1)Niels K. Jerne, Georges J.F. Köhler 與 César Milstein 以小鼠研究發展單株抗體的技術，於 1984 年獲頒諾貝爾獎，目前已有治療癌症的單株抗體藥物上市；

(2)美國家健康學會（the National Institutes of Health, NIH）開始告訴所有美國人民，要限制油脂的攝取量。美國心臟學會（the president of the American Heart Association, AHA）主席就告訴時代雜誌，如果每個人都遵照辦理，到公元 2000 年我們大家都會被動脈硬化征服（罹患動脈硬化症）。然而，外科總醫師辦公室（The Surgeon General's Office）本身也剛好發表了一份 700 頁有關營養與健康指標性的報告（700-page landmark "Report on Nutrition and Health,"），宣稱油脂為美國飲食中唯一最不健康有害身體的成分。

53、1985~

(1)豪爾博士（Dr. Edward Howell）出版「酵素營養學的原理」一書之後，始將酵素納入營養學範圍，當時他已有 87 歲的高齡。

(2)美農業部與健康教育福利部（USDA and HHS）共同發佈了第二版「美國人民飲食指導（The Dietary Guidelines for Americans）」小冊子。

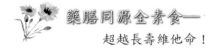

54、1987~ 美國著名醫學和營養專家約翰‧羅彬斯（John Robbins）於本年出版「新世紀飲食（Diet for a new America）」一書，攻破了一般人對素食的錯誤認知。一是誤認為需要好好規畫才能改變飲食習慣。二是誤認為蛋乳製品是有益健康的，如果素食者不吃足夠的蛋乳類食物，就會死亡。

55、1988~

(1) Q10 被認為是 1988 年代最主要的抗氧化劑。

(2) 美國飲食協會（ADA）所發表的一篇論點文章中，植物性食物的認同與接受有了突破性的進展。此一主流營養機構大力推崇植物性食物飲食為有益於人體健康。該文章也闡敘了，飲食植物性食物者罹患直腸癌、乳癌與肺癌的機率較低（Vegetarians are at lower risk for colon, breast, and lung cancer.）。該協會 (American Dietetic Association) 有立場文件 (position paper) 強調，由於從食物中獲取的氨基酸可以與身體中合成的氨基酸結合，每餐中都組合蛋白質是不必要的。如果每天都吃包含了未加工穀物、豆類、種子、堅果和蔬菜的多種全素飲食，您就可以獲得足夠的氨基酸。

(3) 英國牛津大學的綴克創造出了「醣生物學」（glycobiology）這個字，「醣組學」（glycomics）就是由該詞轉化而來。在那之前，碳水化合物的研究都稱為「寡醣科學」（science of oligosaccharides），這個名詞讓外行的採訪記者、

甚至有些科學家自己都唸不大出來。在化學裡，「醣」（glyco）這個字首，指的就是甜味或是糖。

56、1989~ 一項植物性食物中維他命含量的研究發現，飲食植物性食物者從他們飲食中攝取到的重要營養素，及對該營養素的吸收能力都比非飲食植物性食物者多而有效（vegetarians get more essential nutrients from their diets and absorb those nutrients more efficiently than do non~vegetarians.）。

57、1990~

(1)最初，反式油脂被認為是比動物油脂健康的替代油脂，因為它是不飽和油脂而且主要是來自植物性油脂。然而，科學家卻在今年發現反式油脂非但會增加壞膽固醇，而且還會減少好膽固醇。

(2)自本年度起反式脂肪酸對人體健康的負面影響受到重視，許多代謝研究發現，攝取反式脂肪酸會增加血中壞膽固醇的濃度，也會降低血中好膽固醇的濃度，因而增加罹患心血管疾病的風險。研究甚至發現，反式脂肪酸對血液中好膽固醇與壞膽固醇比值升高（即 LDL~C 的比例升高）的影響超過飽和脂肪酸。許多流行病學研究也發現，反式脂肪酸的攝取量與冠狀動脈心臟病的發生有密切的關係。

(3)本年農業部與健康教育福利部（USDA and HHS）共同發佈了第三版「美國人民飲食指導（The Dietary Guidelines for Americans）」小冊子。同時國會立法要求兩部以後每五年更新一次，並

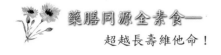
要求兩部審核向一般大眾發佈包含飲食建議的刊物。

58、1991~ 美國從 1991 年開始推動全國性飲食防癌運動，稱為 "5 a Day"Campaign，鼓勵民眾每天攝取五份新鮮蔬菜水果，期望以此來徹底改變美國人大量肉食的飲食習慣，有效降低癌症的發生率及死亡率。經由此運動的推廣，美國癌症的死亡率與發生率都有逐年下降的趨勢，其中肺癌死亡率的下降最為明顯，後來雖經調查發現，這跟推廣戒菸有較大的關係，但其他癌症死亡率的下降，則應歸功於飲食習慣改變的結果。

59、1992~ 本年美國農業部向一般大眾發佈所設計的「食物指南金字塔（The Food Guide Pyramid）」。

60、1993~

(1) 哈法醫生發展出的一種高效能維他命療程，可延長末期癌症病人生命達二十倍之多。

(2) 一項重要的研究顯示維他命 C 確實能夠減輕約 30% 的感冒症狀。

61、1995~

(1) 在過去（1990~1995）5 年間，有超過 5,000 份關於抗氧化劑營養的文章在各大醫學報紙上被發表。

(2) 醫學研究報告指出，病毒在感染到先是缺少硒、後是缺少維他命 E 的人時，會產生突變。

(3) 類胡蘿蔔蕃茄素（caroteniod lycopene）被發現

可以對抗前列腺癌（prostate cancer）。

(4) 在《美國醫藥協會學報》的重要文章均指出心臟病與太過缺乏葉酸有關。

(5) 本年 4 月哈佛大學出版的健康期刊中，流行病學家 Dr. Tim Byers 曾指出「一項令人震驚又信服的研究資料顯示，多蔬果的飲食會使人具有較低的癌症風險。」他說「分析 23 件流行病學研究資料後發現多蔬果及穀類的飲食約可降低 40% 結腸癌的風險。總之，全世界至少 200 項流行病學的研究發現多植物性食物的飲食，與降低許多種腫瘤風險之間有關連。」

(6) 本年度農業部與健康教育福利部（USDA and HHS）共同發佈了第四版「美國人民飲食指導（The Dietary Guidelines for Americans）」小冊子。

62、1996~

(1) 研究人員再確認維他命 E 將會減緩老化速度。

(2) 研究證實，瘋牛症的產生及庫賈氏症（Creutzfeldt~Jakob disease）與抗氧化劑不充份有關。

(3) 過去碳水化合物在一般人的觀念中，都一直認為它只不過是單純地作為能量提供、只是提供卡路里而已，一直到了 1994 年有了新的發現後，才知道原來情形並不是這樣子的。而且到了 1996 年更因為受到醫學教科書哈博氏生物化學的認同與證實，書中提到有八種單醣（號稱：超級醣類）是維持健康所必須的。

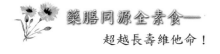
(4) 日本厚生省（相當於我們的衛生署），將過去被稱為成人病或文明病重新更名為「生活習慣病」。日本之所以改變説法的原因，是因為隨著時代的演變，生活習慣的改變，身體無法適應，讓以往可能在中老年人身上出現的疾病，也出現在年輕人身上，日本因生活習慣病而死亡的人數，佔總死亡率的 60% 以上，成為危害國人健康的最大殺手。

63、1997~

(1) 本年度，英國 Roslin 研究所的科學家們利用屬於體細胞的乳腺細胞，成功地誕生了史上第一隻複製羊，並以美國女鄉村歌手名字將其命名為「桃莉（Dolly）羊」，可謂生物技術的一大突破。因此，就學理而言，「複製人」與著名電影侏儸紀公園（Jurassic Park）的情節，絕非只是科幻電影的題材或幻想而已。

(2) 科學家也辨識出抗癌尖兵存在於葡萄中，特別是紅酒中，它還被命名為白藜蘆醇（resveratrol）。

(3) 另含鉀量高的食物如香蕉等，被發現在控制血壓方面扮演重要角色。

(4) 波以爾博士也發現了人體酵素的數量與壽命有密切關係，他説：人體像燈泡，酵素像電流。酵素是細胞的貨幣，沒有酵素就沒有生命。於 1997年獲得了諾貝爾生化獎。

(5) 本年 11 月舉行的國際素食食譜會議（International Conference on Vegetarian Diets）上，康內爾大

學的康貝爾教授（Prof. T. Colin Campbell）公佈了一項名為「健康素食金字塔」（Vegetarian Diet Pyramid）。

64、1998~

(1) 幫助身體對抗感染的維他命 C 同時也是很有效的抗氧化劑。科學家發現其可以預防從煙草、煙霧與某些蔬菜而來的硝酸鹽物質轉化成為致癌物質。

(2) 科學家發現共軛亞麻油酸（conjugated linoleic acid, CLA）可以停止膽固醇聚集在動脈，減少脂肪在動脈堆積情況約 30%。

(3) 吃含油量高的魚類被發現，可以減低 2/3 心臟病發死亡率。

(4) 本年度「食物酵素的奇蹟」著者為亨伯特・聖提諾（Humbart Santillo）出版日期為 1998 年 3 月 9 日。

65、1999~

(1) 越來越多證據顯示巧克力對身體有益，它含有一種化學物質稱為兒茶酚（catechins），可以預防癌症與心臟疾病。

(2) 本年元月美國外科總醫師辦公室發函解釋飲食油脂的最後報告將胎死腹中，原因是有關行政官員們完全不期望該辦公室所需額外大量的外部專業知識及工作人力資源。顯而易見的是，以前的思想已不能令人信服。過去 30 年，在美國飲

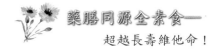

食健康已經成為避開油脂的代名詞。降低油脂食品的製造與行銷成了大事業,已有 15,000 多種出現在超級市場貨架上。政府也提出農業部每五年更新的飲食指導小冊(booklet on dietary guidelines)與無所不在的食物指南金字塔(the ubiquitous Food Guide Pyramid),向大眾建議能不吃油脂就不吃或儘量少吃(fats and oils be eaten "sparingly.")。低油脂的福音透過醫師、營養專家、新聞報導、健康機構,以及像公共利益科學中心(the Center for Science in the Public Interest)等消費者保護團體把油脂視為「油膩殺手」的強化後,更是無遠弗屆。1958 年撰寫第一本有關膽固醇教科書的 David Kritchevsky 就說到:在美國,我們不再害怕上帝或共產黨,但是我們卻怕油脂。

不過,當外科總醫師辦公室發現飲食油脂在科學上並非像當初所顯現的那麼單純時,認為 50 年前有關飲食油脂為健康剋星的建議,主要是根據一項事實,即油脂,特別是在肉製品與乳製品中所發現的固體飽和性油脂,提高了血中膽固醇的濃度。這種情況也提升了膽固醇堵塞動脈管,進而形成動脈硬化的可能性,更進而會增加冠狀動脈疾病、心臟病與過早死的風險。

自 1970 年代以來,此一「油脂→膽固醇→心臟病」作用鏈一直毫無疑問被證實,但是這個作用鏈整體的真實作用卻從未被證實過。簡單說,關於低油脂飲食是否對健康的美國人有利的資料

仍舊模糊不清。更糟的是，建議減少油脂攝取量無所不在的警訊，已經導致人們由高油脂飲食轉向高碳水化合物飲食，此一轉變可能不會比高油脂飲食更好而是更壞。

面對此一不確定，批評不斷來自各方，但尋求對邪惡飲食油脂一致看法的主流醫學界卻視若無睹。哈佛大學公共健康學院就花了二十年，進行了一項護士健康研究的工作，累積了超過十年以上的對將近 30 萬美國人飲食與健康的資料。研究提出的結果認為，攝取的總油脂量與罹患心臟病的風險無關，像橄欖油等單元不飽和油脂會把這個風險降低，飽和油脂，如果對以上風險有影響的話，比起麵團及 1992 年政府食物金字塔所建議大量食用的其他碳水化合物要差一些，反式油脂是有害健康的物質。反式油脂就是許多美國人，在被告知牛油中飽和油脂可能會害死他們後，所吃人造奶油裡的油脂。護士健康研究計畫發言人威萊特博士（Dr. Walter Willett）就指出，國家健康學會（NIH）花費了一億多美元在三項研究計畫上，但政府卻沒有任何一個機構，出來調整他們主要的食物指導建議以符合這些特別資料。「令人憤慨的是」威萊特博士説，「他們竟然説「改變那些建議確實需要一個高水準的證據」，這根據是個諷刺，因為他們從來就沒設定過任何調整的高水準證據」。

（3）高蛋白高脂肪飲食與高碳水化合物飲食

自 1958 年第一本有關膽固醇的教科書出現，

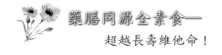
促成了 1960 年代反油脂運動（於 1960s 形成至 1999 年止）後，使 1960 年代以前的高蛋白高脂肪飲食逐漸轉向高碳水化合物飲食（也是政府在 1977 年為推動低脂飲食（the low fat diets），開始告訴美國人要少吃油脂，轉而吃碳水化合物多的結果），也造成了肥胖症在 1976 至 1986 年間的逐漸流行。

(4) 西方疾病與膽固醇

整理康乃爾大學教授康貝爾博士在數十年慢長的研究可肯定，科學統計的數字顯示西方疾病與血膽固醇的濃度有關。非但高濃度的血膽固醇與高心臟病、癌症的發病率有關，而且血膽固醇濃度與飲食，尤其是飲食中的動物性蛋白質有關，因為攝取動物性蛋白質會增加血膽固醇濃度。飽和性油脂與飲食中的膽固醇也會增加血膽固醇濃度，但影響卻沒有動物性蛋白質那麼大，因其中含有大量的飽和脂肪或反式脂肪，或兩者皆有，而蛋白質與飽和脂肪或反式脂肪任一項相互作用所造成對人體的影響，遠大於各別傷害。即飲食中動物性蛋白質影響血膽固醇的濃度，反式脂肪次之，飽和性油脂與飲食中的膽固醇再次之。血膽固醇的濃度則影響西方疾病即高心臟病、癌症等病。

66、2000~

(1) 2000 年 6 月 26 日，美國總統柯林頓在白宮的慶祝典禮上，正式向全世界宣佈「人類基因組草圖

完成」，並讚揚這是人類有史以來所製出最神奇的地圖。

(2) 另有證據顯示一種在特定多油魚種（如鮭魚、鯖魚、鯡魚、沙丁魚等）中可找到稱為 Omega~3 的化學物質有助腦部發展。

(3) 本年美農業部與健康教育福利部（USDA and HHS）共同發佈了第五版「美國人民飲食指導（The Dietary Guidelines for Americans）」小冊子。

67、2001~

(1) 蘋果被發現可以減緩心臟疾病產生的進程，在蘋果與蘋果汁中有種叫植物機能性營養素的成分（phytonutrients），與紅酒和茶所帶來的減緩與打碎 LDL（或稱壞膽固醇）之產生的功能相同。

(2) 維他命 D 與減低罹患 I 型糖尿病的風險有關。

(3) 美國家科學寫作者學會（National Association of Science Writers）於 2001 年 1 月曾有文指責，長久以來主流營養科學已經把飲食油脂惡魔化，但是 50 年已過，而且數億美元的調查研究，最後也無絲毫證據證明，食用低油脂飲食可以幫助人活得久一些。

(4) 美國心臟學會在 2001 年新訂的高血脂飲食指標中，除了重申降低飽和脂肪酸與膽固醇的攝取外，新增的一個建議是減少反式脂肪酸（Trans fatty acids）的攝取。

(5) 本年 10 月，美國國家衛生研究院通過了為期五年、總經費達 3400 萬美元的整合計畫，給全世

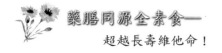
界 54 位研究人員組成的「功能性醣組學聯盟」。該聯盟的工作目標，在於整合及加速這個領域的研究，像是發展人工合成糖鏈的資料庫以及醣質構造的資料庫，並開放給所有人使用。根據該聯盟的主持人，加州拉荷雅斯克裡普斯研究院的鮑爾森的看法，這筆計畫經費的通過，等於是對這個領域「投下了信任的一票」。

68、2002~

(1) 存 在 於 茶 中 的 多 酚 化 合 物（polyphenolic compounds）被發現可以保護與對抗許多狀況，例如：癌症、心臟病、帕金遜症等。

(2) 法 蘭 西 斯・拉 佩（Frances Moore Lappé）1971 年暢銷全球三百萬冊的書「一座小行星的飲食（Diet for a Small Planet）」，中文版在台的初版，日期為 2002 年 09 月 30 日。同時在三十年後的今天，她偕同女兒安娜，走訪五大洲九個國家，親自見證不同文化裡的不同人為了食物而做出的改變，並把體驗集結成另一本書：「一座小行星的新飲食方式（The Next Diet for a Small Planet）」。她曾於 1987 年獲頒「正直生活獎」（Right Livelihood Award），此獎被喻為「另類諾貝爾」獎。至今只有四位美國人獲此殊榮。

(3)2002「健 康 飲 食 金 字 塔（The Healthy Eating Pyramid）」是美國哈佛大學公共健康學院（The Harvard School of Public Health）教授沃爾特威萊特博士（Dr. Walter Willett）及其院內頂級研

究人員，為挑戰農業部「食物指南金字塔（The Food Guide Pyramid）」的妥當性所設計。並認為飲食「金字塔」的設計應隨時變動反映科學新知，以便能與營養更新資訊的改變同時並進，方可真正協助消費者在飲食攝取時，作出較智慧性的判斷。

(4) 美柏克萊加州大學抗氧化物博士（Dr. Lester Packer）所著「抗氧化物的奇蹟」（The Antioxidant Miracle）一書之中文版，係於 2002 年五月在台發售。

(5) 「醣的奇蹟－新發現飲食中遺漏的營養素」一書的作者瑞塔艾金斯（Rita Elkins）在結論中說：我們今日的飲食中，所欠缺的這些珍貴、無價的糖類，是造成現代人罹患大部分現代疾病的主要原因，甚至像癌症、糖尿病，和各種自體免疫失調的病症，例如像類風濕性關節炎、纖維肌痛、慢性疲勞綜合症等等，都是因為缺少了這類營養素所引起的－即「醣質營養素」。更接著在她 2003 年「糖的奇跡－緊繫疾病預防與健康維護的醣質營養素」一書中，也解釋了八種必須糖質營養素，對細胞在維護及平衡身體方面的影響，以及對細胞進行溝通與協調能力方面的重要性。也對這些由天然草本食物中所發現的必須營養素，能抗發炎，提升免疫功能及對抗各種重大健康失調問題等有了相當著墨。

69、2003~

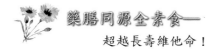

(1) 美國皮膚科名醫尼可拉斯‧裴禮康（Dr. Nicholas Perricone）所著「抗老化聖經」（The Perricone Prescription）一書之中文版，係於 2003 年三月在台發售。

(2) 2003 年，也就是發現 DNA 雙螺旋結構的 50 周年，人類基因體中 30 億個鹼基對初步的定序宣佈完成，這可說是生物學界的重大成就。但是真正重要的功能基因體研究才正要開始！有了人類基因的完整資訊，以及生物功能全盤解析，研究人員才有可能瞭解細胞的運作以及病變的成因。因此發現及註解人類基因體上的所有基因，是當今最重要的課題。

(3) 2003 年 2 月美國麻省理工學院科技回顧報導：稱醣組學「Glycomics」為「即將改變世界的 10 大創新科技之一」。因科學已發現細胞不只是基因及蛋白質而已，另外還有兩大類的分子：醣質（醣類）及脂質（脂肪），也在體內扮演重要的角色。尤其是醣質（包括單醣與多醣）所參與的工作，範圍之廣最令人驚訝。醣質一度被認為主要是提供能量的分子（葡萄糖及肝醣），以及細胞構造的成分，現在已知它們會與細胞表面的蛋白質及脂質結合。那些位於細胞表面的醣質，影響了細胞與細胞的聯繫、免疫系統的功能、各種傳染因素的致病力，以及癌症的發展等。它們也有助於分辨不同的細胞，以及指揮可移動的細胞在體內的流動等其他功能。由於這些醣質分子無所不在，因此對其他細胞以及免疫系統來說，每個細胞就

像是裏了一層糖衣一樣。

70、2004~ 法國休夏醫師（laude Chauchard）所著「30
天年輕 10 歲」一書中文版於 2004 年 11 月 22 日在
臺上市，該書以實用的步驟，配合醫學說明，來讓人
瞭解飲食生活習慣如何影響細胞老化。

71、2005~

(1) 年農業部與健康教育福利部（USDA and HHS）
共同發佈了第六版「美國人民飲食指導（The
Dietary Guidelines for Americans）」小冊子。

(2) 2005 年 4 月 19 日農業部公佈了新一版官方
的食物金字塔，即階梯式「我的食物金字塔
（MyPyramid）」。

(3) 更進一步的維他命 D 研究提供了臨床證據，顯示
這一重要的基本微量營養素在對抗硬化症、骨質
疏鬆症與皮膚、結腸及其它癌症方面很有效。

(4) 2 月 11 日，麥當勞公司同意賠付 850 萬美元以
解決其油煎食品中脂肪含量過高所引起的法律訴
訟。在這個賠償中，有 750 萬支付給美國心臟病
協會，而另 100 萬用於一項公共宣傳，用以向公
眾通報其食品中含有的過量反式脂肪酸，而這種
物質就如同「吸煙有害健康」一樣對人體有害。

　　儘管從 20 多年前，科學家們就已經證明，反
式脂肪酸會對人類的身體健康帶來危害，但是卻
並沒有引起人們足夠的重視，反式脂肪酸仍然被
廣泛應用於和人們生活息息相關的食品加工工業
中。此次麥當勞輸掉的官司終於喚起人們的注意，

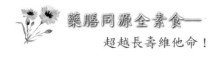
人們開始關心這個東西。

(5) 營養學家告訴我們，普通的脂肪酸分為不飽和脂肪酸和飽和脂肪酸兩類，過多地攝入飽和脂肪酸對人體有害，因為它會大大提高血液中的低密度脂蛋白膽固醇含量，從而使人們患上心腦血管疾病。

不飽和脂肪酸中適度地加入「氫」，經過人工催化，液態的不飽和脂肪酸會發生結構上的轉變成易凝固的飽和脂肪酸，也就是「反式脂肪酸」。這樣的結果是可以使植物油變成黃油一樣的半固態甚至固態。因此，這項技術被廣泛用於食品加工，使烘焙油炸食品在常溫下也可以保持漂亮的形狀以及香脆酥軟的口感。

「反式脂肪酸」不僅是化學產品，它也存在於自然界中。當不飽和脂肪酸被牛等反芻動物消化時，脂肪酸能夠在動物瘤胃中被細菌部分氫化，因此在牛奶、乳製品、牛肉、羊肉的脂肪中都能夠發現反式脂肪酸、雞和豬也會透過飼料吸收反式脂肪酸，反式脂肪酸因此也進入豬肉和家禽的肉品中。

反式脂肪酸非但能夠讓食品在口中產生嘎巴嘎巴脆生生的口感，而且還能延長食品的保質期，但是，已經有越來越多的研究證明，反式脂肪酸對人體的危害比飽和脂肪酸更大。它不僅影響人體免疫系統，還會提高對人體有害的低密度膽固醇含量、降低有益的高密度膽固醇含量。膳食中

的反式脂肪酸每增加 2%，人們患心腦血管疾病的風險就會上升 25%。

(6) 康貝爾教授將其於 1980 與 1990 年代，領導之中國健康計畫中兩次主要研究結果整理為 2005 年出版之「中國研究（The China Study）」一書。

(7) 2005 年 4 月 19 日農業部公佈了新一版官方的食物金字塔，即階梯式「我的食物金字塔（MyPyramid）」。

(8) 2005 年美國營養學家 Dr.Bruce Fife 在其所著 Coconut Cures 書中說明，椰油中含約 40% — 50% 月桂酸，與人體母乳脂肪成分十分相似，月桂酸為健康的中鏈脂肪酸，它不會積聚於血管中，而會直接產生能量，更能刺激甲狀腺，促進新陳代謝，燃燒體內脂肪，有促進減肥作用。並認為椰子油有以下功能：

A. 天然無防腐劑，以低溫壓出，不含膽固醇，可長期保存不易變質。

B. 能提供身體能量的即刻來源。

C. 促進新陳代謝。

D. 消除身體多餘脂肪。

E. 減低動脈硬化及患心臟病的機會。

F. 抵抗細菌、病毒、真菌所引起的疾病。

G. 避免皮膚、乳房、結腸等癌症。

H. 避免糖尿病、慢性疲勞症、肝臟病、腎臟病、甲狀腺官能不足等疾病。

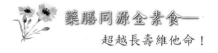
72、2006~

(1)美國食品藥物管理局（FDA）預計從 2006 年起，要求所有包裝食品業者必須在食品包裝上標示「反式脂肪」含量，避免民眾不知不覺吃入過多這種不利於心血管健康的脂肪成分。但食品業者尋求反式油脂替代品「交脂化油脂」的速度也很快。

(2)因為攝取過多的脂質會給健康帶來某些程度的威脅，所以多年來醫界與營養界一直倡導健康低脂飲食。但在 2006 年 2 月間，在美國醫學會雜誌中曾發表 3 篇歷經 8 年花費 4 億美元以 5 萬婦女作為研究對象被稱為「勞斯萊斯」的研究結果中顯示，低脂飲食無益健康，不會降低心血管與癌症的罹患率。這系列的研究結果讓醫界與營養界重新對「脂質」有了新的思維與定義的機會。

(3)2006 年 10 月 2 日，位於瑞典首都斯德哥爾摩的卡洛林研究院諾貝爾委員會，祕書長漢斯‧喬瓦教授與戈蘭‧漢森教授共同宣佈諾貝爾生理或醫學獎，由美國史丹佛大學教授安德魯‧費爾（Andrew Z. Fire）和麻薩諸塞大學教授克雷格‧梅洛（Craig C. Mello）兩人共同獲得，表彰他們發現核醣核酸干擾（RNAinterference, RNAi），這是一種由雙股核醣核酸誘發的基因沉默作用。兩人獲得諾貝爾獎的研究成果是在 1998 年發表的，從發表到獲得諾貝爾獎的肯定只隔了 8 年的時間，對諾貝爾獎而言是相當短的紀錄。

73、2007~

（1）全美首席胃腸科醫師新穀弘實所著「不生病的生活」之初版係於 2007 年 3 月在臺上市。

（2）法蘭西斯拉佩（Frances Moore Lappé）與女兒安娜拉佩（Anna Lappe）合著「一座小行星的新飲食方式（The Next Diet for a Small Planet）」中文版係於 2007 年 07 月 05 日在臺上市。

（3）本年元月紐約市已宣佈全面禁止在餐廳使用部分氫化油脂，即反式油脂。在其他城市，包括波士頓與芝加哥，也正在考慮跟進。但在同時，馬來西亞國立大學與美國麻州布蘭戴斯大學最新研究顯示，交脂化油脂比反式油脂還糟，因為它非但同樣會提升體內好膽固醇與壞膽固醇的比率，而且它抑制胰島素的力量比反式油還要大兩倍之多，如此也連帶導致了體內血糖的快速上升，無形中增加了我們罹患糖尿病的風險與機率。

交脂化的原文是「Interesterified」係由「inter（交）」與化學名詞「esterified（酯化）」組合而成，中文譯為「交酯化」。交脂化油脂即「Interesterified oil」基本上是食品科學家為了嘗試製造不含「反式脂肪」油類的結果。他們的做法是把植物性食用油完全氫化（hydrogenate the oils fully），因為油一旦完全被氫化就不會有任何殘留的反式脂肪，但是完全氫化後的油硬度高不適合食用。於是聰明的油脂科學家就混合一些液體油脂並以其他化學處理，將其軟化成像

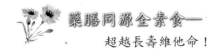

人造奶油與植物油一樣的半固體狀態。

這次新研究也顯示，交脂化過程以非天然的方法重新排列脂肪分子上個別脂肪酸的位置，會改變或擾亂人類的新陳代謝作用。

(4) 本年 05 月 22 日據美國紐約市大學西奈山醫學院（City University of New York 的 Mt. Sinai School of Medicin）的研究人員的最新報導，烹飪食物時更多採用蒸、煮和燉的方式，以及烤肉時使用酸性調味品可減少晚期糖化終末產物（AGEs）或糖毒性物質的產生，從而更有助於健康。

該研究主要負責人，美國 City University of New York 的 Mt. Sinai School of Medicin 的 Helen Vlassara 博士在文章中寫道「炎症反應在多種諸如阿爾茨海默氏病、糖尿病、心臟病等常見年齡相關性疾病的發病過程中扮演了重要的角色。在我們飲食本身存在，以及體內自我產生並堆積的許多毒性物質都會引發炎症反應，而長期，持續存在的輕度炎症反應會進一步造成臟器的損傷和各種疾病。」AGEs 是葡萄糖與蛋白質及某些脂肪在人體內相互作用時產生的，同時還存在於各種肉類食物中。長時間的高溫、無水烹飪各種肉類食物會顯著增加 AGE 的含量。此外，AGEs 在各種生物（包括人類）體內還是正常代謝的產物。但人類隨著年歲的增長，體內清除 AGEs 的能力會逐漸減弱，如同時患有腎臟疾病的話，則無疑會增加個體排泄糖毒性物質的負擔。

Vlassara 博士在既往的研究中已發現，低 AGEs 飲食的糖尿病患者體內的炎症相關因數水準更低。此外，進食低 AGEs 飲食的老年大鼠氧化應激及胰島素抵抗的程度更輕，生存期也更長。為了進一步探討健康人的 AGEs 攝入量是否與他們的炎症反應程度有關，Vlassara 博士和她的同事們共選取了 172 名健康志願者入組。根據年齡分為 45 歲以下和 60 歲以上兩組。結果發現，飲食中的 AGEs 含量越高，血中兩種 AGEs 的水準也就越高。AGEs 的攝入量與反映炎症反應和氧化應激的主要指標密切相關。而減少高溫烹飪食物的次數將有助於降低 AGEs 的攝入量，從而降低相關疾病的發生風險。更多地採用煮、蒸、燉等加水的烹飪方式，而非煎、炸等乾燒方式則能減少飲食中的 AGEs 含量。當然這並不意味著烤炙的烹飪方式完全不可取，只要在燒烤前先用檸檬汁、醋或其他酸性調料事先處理一下食物同樣可達到顯著減少 AGEs 形成的目的。Vlassara 博士在文章的最後指出，來自動物和人類的既往研究均已顯示，減少 AGEs 的攝入有助於延長壽命，而另一種延長哺乳類動物壽命的方法則是嚴格限制熱卡的攝入。該項研究提示了，適度地改變烹飪方式，控制熱卡的攝入有助於健康。

(5)2007~法蘭西斯拉佩（Frances Moore Lappé）與女兒安娜拉佩（Anna Lappé）合著「一座小行星的新飲食方式（The Next Diet for a Small Planet）」中文版係於 2007 年 07 月 05 日在臺

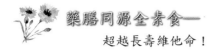

上市。

74、2009~

(1) 本年 5 月 15 日美國最新一期國際知名期刊「基因與發育」（Genes & Development）中，報導國立陽明大學副教授蔡亭芬帶領的研究團隊，對 Cisd2 長壽基因的研究貢獻。

(2) 本年度諾貝爾生理和醫學獎於 10 月 5 日由 3 位美國科學家共同獲得，以表彰他們在端粒和端粒酶研究貢獻。

(3) 本年 12 月中旬國立中央大學系統生物與生物資訊研究所副教授王孫崇所帶領研究團隊與加拿大、瑞典、澳大利亞、美國等研究人員合作，對雙胞胎基因甲基化研究的重大貢獻。

75、2018~

由澳洲新南威爾斯大學華裔科學家 Lindsay Wu，和美國波士頓哈佛醫藥學院 David Sinclair 博士所帶領的聯合研究團隊，已初步證實他們從水果和蔬菜中研發出了一種，名為煙醯胺單核苷酸，並稱之為最安全，最有效的長壽維他命。更聲稱此一維他命，非但可以治療超過 20 種當今醫學主攻的老年疑難雜症，能治癒癌症與修復因衰老和輻射而受損的 DNA 外，還可以讓人越吃越年輕，越吃越健康，壽命也可延長。最後相關人員更預料，如果這種維他命能在 2020 年量產面世時，價格也會像每天喝杯咖啡一樣便宜。最後也有人更期盼地說，有了 NMN 這款維他命做基礎，下一步再進行突破的話，可能人類的壽命

還會更進一步延長，到時候長生不老，或許真的不再
只是神話故事中的美好幻想了！

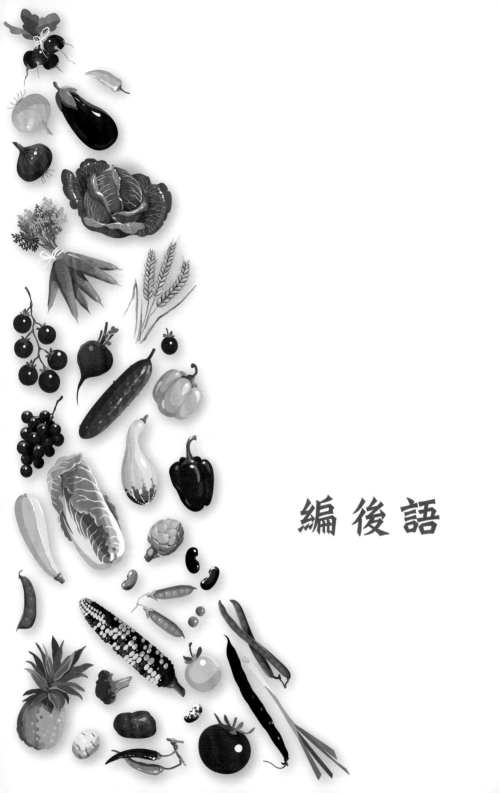

編後語

由於本書的重點在強調人類應有的食物到底應該是些甚麼，筆者在蒐集大量相關資料後，覺得應該在書尾部分對「食物」一詞的來歷特別加以闡述。

　　根據大自然「造物主」在進化過程裡的精心安排來推測，我們不難發現：

i. 我們的地球基本上是在所謂大爆炸宇宙誕生後，生成無數的基本粒子時，就開始時就進入了「非生物界」。

ii. 接著，這些基本微型粒子先組合成各種元素，再合成大、小不同的元素原子，然後再由多種元素的原子，組合成簡單的有機小分子，直到單細胞生物出現時才開始進入「生物界」。

iii. 就整體而言，進入「生物界」之後，首先被安排出現的生命體應該是綠色植物，因為綠色植物是「生物界」唯一被稱為食物生產者的生命體，而且也只有它們能藉著本身特有的光合作用，把太陽的「光能」從「非生物界」帶入「生物界」。

　　①也就是説，綠色植物是唯一能把「非生

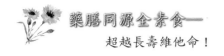
物界」裡太陽的「光能」，轉換成「生物界」各種動物生命體所不可或缺的「化學能」，

②而且還能更進一步，將這些化學能與其本身取自土壤中的水分子，以及負離子、礦物質、微量元素、巨量元素等相關物質以及其他無機物後，再配合取自大氣中的二氧化碳及其他相關物質等，結合在一起，轉製成生物界各種動物生命體，所必需之「高化學能及高抗氧化酵素有機食物」的一種生命體，

A. 這些具有能量與抗氧化酵素的有機食物，除了極少部分由該綠色植物生命體自己消耗外，其餘絕大部分皆以醣類，胺基酸，脂肪酸和其他有機物等皆已小化學分子形式，儲存在自己的根、莖、葉、花、果以及種子的細胞裡，作為備用的能量有機食物。

B. 實際上在我們生物界裡，包括我們人類在內所有動物，每天只能毫無選擇性，只有直接或間接，不停地消耗著綠色植物身上活細胞內，所儲存備用的小分

子，高化學能量與抗氧化酵素等的有機
食物，並在體內運用其中的化學能與相
關酵素引起化學變化，將這些小分子的
營養素，轉換成各自體內相關肌肉中所
需要的大分子蛋白質與脂肪等。

C. 簡而言之，在我們進食後，這些高化學
能量與抗氧化酵素的有機食物，在身體
內就會配合進行各種化學變化，產生相
關能量，使我們能夠呼吸、血液循環、
維持體溫、成長以及有力量工作、跑步、
讀書、寫字、吃飯、睡覺等……。

D. 這些高化學能量與抗氧化物質或酵素
等的有機食物，就是我們老祖宗稱之為
「藥膳同源純植物性全素食」的有機食
物。

iv. 綠色植物是大自然生物界食物唯一的「生
產者」，也只有食物的「生產者」才有能
力運用特有的光合作用，才能吸收太陽的
輻射能，把它轉變為化學能，還能結合它
從大地與大氣中吸取的水分子與二氧化
碳，以及被稱為地氣的自由電子（即負離
子）等各種相關礦物質，無機物等等……，

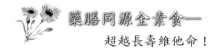
為自己與包括人類在內的各種動物，生產出具有化學能量與抗氧化物質或酵素的「藥膳同源純植物性全素食」有機食物。這些食物，除了具有可以維持各種動物組織器官運作的生物能量外，還會具有一些含有大量抗氧化物質與酵素的基本營養素，分別有醣類、脂肪酸（主要是各種動物用來製造自己身體，與內部組織及內臟等，所需動物性脂肪的原料）、胺基酸（主要是各種動物用來製造自己身體所需動物性蛋白質的原料），以及各種動物身體也都需要的維生素、礦物質、大量元素、微量元素等……各種營養物質與營養素等。而且這些食物，除了極少部分被綠色植物自己本身所消耗以外，絕大部分最後都會被食物生產者儲存在自己的根、莖、葉、花、果以及種子的細胞裡，作為備用食物與能量。因此，這些綠色植物，即食物生產者，身體內每個細胞裡所儲存的，全是些具有高化學能與抗氧化物質或酵素等的食物，而使我們能夠呼吸、血液循環、維持體溫、成長以及有力量工作、跑步、讀書、寫字等等……的能量，就是這些食物中所貯存

的化學能，藉由相關酵素引起各種化學變化所釋放出來的。

v. 根據魏爾嘯（Rudolf Virchow，1821~1902）「一切細胞來自細胞」的說法，我們生物界最原始的食物，就是綠色植物藉由光合作用生產出來的純植物性全素食，這些全素食細胞中所含的基因遺傳信息，必定帶有純植物本身原有，最原始溫和優質的性狀。再根據魏爾嘯的說法，我們人類細胞本身就是由綠色植物性細胞直接進化而來的，因此我們人類細胞中的基因遺傳信息，原本就已經攜帶了這些優質的植物性狀，所以全素食中的植物性細胞基因，所攜帶具有正能量的遺傳信息，對我們人類性狀的影響來說，絕對是正面與肯定的，因此它可以強化我們原有與應有的性狀，並關閉一些我們因平時由吃、喝、呼吸以及接觸到太多其他不當物質與因素，在體內所產生大量額外的自由基所造成的不良性狀，還可以確保這些好的性狀能夠遺傳給我們的下一代。至於肉食，因為全是由各種動物直接或間接，食用與

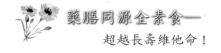
吸收原始全素食細胞中所含的基因遺傳信息與性狀，經由其本身細胞基因遺傳信息與性狀汙染，或交互影響後所形成的，可以說已經成為攜帶了該動物本身不良性狀，這種獸性不良遺傳信息與性狀，隨肉食進入我們人體後，食肉者個人的性狀必然就會受到該動物野性性狀的影響，而會傾向於該動物的野蠻獸性的性狀。

vi. 到目前為止，綠色植物一直都是生物界唯一能運用光合作用，把「非生物界」太陽的光能，轉化為「生物界」所有生物可以利用的化學能並更進一步，結合其本身取自土壤與大氣中相關物質等，製造生產出「生物界」各種生物所需，具有「高能量與抗氧化物質純植物性全素食」食物的一種生物。因此我們可以說，有了這些「純植物性全素食」食物之後，生物界的動物才會出現。也可以說，所有動物最初的食物就是這些純植物性全素食，而不是高負能量或無能量的肉。

vii. 植物性全素食的食物中一般不含膽固醇，並可使身體成為鹼性體質。

viii. 食物是人體生長發育、更新細胞、修補細胞、調節細胞機能不可缺少的營養物質，也是人體進行各種生命活動的能量來源。若人體沒有能量食物的話，人類就無法生存。

ix. 有專家告訴我們說，每一種純素食物都會含有一些蛋白質（指的是植物體內的胺基酸）。從一根香蕉到一碗沙拉裡，找到蛋白質是很容易的事，不但容易找到蛋白質，而且這些蛋白質也很容易被身體吸收。

x. 從食物對人體的作用上來看，所謂食物應該是能夠促進人體生長、發育、更新細胞、修補細胞、調節細胞機能不可缺少的營養物質，也是能幫助人體進行各種生命活動的能量來源，所以食物必須是具有生物能量的營養物質。如果人類的生命體，得不到這些具有生物能量與營養物質的食物時，人類就會無法生存。

Note

國家圖書館出版品預行編目資料

藥膳同源全素食——超越長壽維他命！ / 董發祥著
--初版-- 臺北市：博客思出版事業網：2020.10
ISBN：978-957-9267-71-7（平裝）

1.素食 2.養生 3.健康飲食
411.371   109009936

藥膳同源全素食——超越長壽維他命！

作　　者：董發祥
編　　輯：楊容容
美　　編：塗宇樵
封面設計：塗宇樵
出 版 者：博客思出版事業網
發　　行：博客思出版事業網
地　　址：台北市中正區重慶南路1段121號8樓之14
電　　話：(02)2331-1675或(02)2331-1691
傳　　真：(02)2382-6225
E—MAIL：books5w@gmail.com或books5w@yahoo.com.tw
網路書店：http://bookstv.com.tw/
　　　　　https://www.pcstore.com.tw/yesbooks/
　　　　　https://shopee.tw/books5w
　　　　　博客來網路書店、博客思網路書店
　　　　　三民書局、金石堂書店
經　　銷：聯合發行股份有限公司
電　　話：(02) 2917-8022　　傳　真：(02) 2915-7212
劃撥戶名：蘭臺出版社　　帳號：18995335
香港代理：香港聯合零售有限公司
電　　話：(852)2150-2100　　傳真：(852)2356-0735
出版日期：2020年10月 初版
定　　價：新臺幣320元整（平裝）
ISBN：978-957-9267-71-7